ADHS-Basics

Dr. med. Fabian Härtling, geb. 1963, leitet das Sozialpsychiatrische Zentrum für Kinder und Jugendliche in Frankfurt am Main. Er ist niedergelassener Facharzt für Kinder- und Jugendpsychiatrie und -psychotherapie. Er arbeitet außerdem als Supervisor, Gutachter und Dozent.
www.kijupsy-zentrum-frankfurt.de

Privatdozent Dr. med. Peter M. Wehmeier, geb. 1963, ist Facharzt für Psychiatrie und Psychotherapie und Facharzt für Kinder- und Jugendpsychiatrie. Er ist niedergelassener Psychiater in Frankfurt am Main. Als Autor mehrerer Fachbücher befasst er sich unter anderem mit Selbstmanagement und Psychoedukation. Er lehrt an der Medizinischen Fakultät Mannheim und an der Universität Heidelberg.

Fabian Härtling, Peter M. Wehmeier

ADHS-Basics

Kurzes ADHS-Psychoedukations-Programm für Eltern, Therapeut:innen und Lehrer:innen (KAPPE)

Mabuse-Verlag
Frankfurt am Main

Mit freundlicher Unterstützung durch die Firma InfectoPharm GmbH

Bibliografische Information der Deutschen Nationalbibliothek

Die Deutsche Nationalbibliothek verzeichnet diese Publikation in der Deutschen Nationalbibliografie; detaillierte bibliografische Daten sind im Internet über http://dnb.dnb.de abrufbar.

Informationen zu unserem gesamten Programm, unseren Autor:innen und zum Verlag finden Sie unter: www.mabuse-verlag.de. Dort können Sie auch unseren Newsletter zu aktuellen Neuerscheinungen abonnieren.

Wichtiger Hinweis: Alle Angaben in diesem Buch wurden sorgfältig mit dem Fachwissen der Autoren erstellt. Für Angaben zu Medikamenteneinnahme, Dosierung und Applikationsformen wird vom Verlag und den Autoren keine Gewähr übernommen. Bitte wenden Sie sich bei konkreten Fragen dazu an Ihre Ärztin bzw. Ihren Arzt.

Vollständig aktualisierte und überarbeitete Fassung des Buches „KAPPE. Kurzes ADHS Psychoedukationsprogramm für Eltern“, das 2011 im Georg Thieme Verlag erschienen ist.

Kasseler Str. 1 a
60486 Frankfurt am Main
Tel.: 069-70 79 96-22
Fax: 069-70 41 52
vertrieb@mabuse-verlag.de
www.mabuse-verlag.de
instagram.com/mabuseverlag
facebook.com/mabuseverlag

Satz und Gestaltung: Björn Bordon/MetaLexis, Niedernhausen
Umschlagabbildung: Susanne Brenner, Düsseldorf
Icons Hinweise: ©istockphoto.com/NATALIIA
Druck: Printfinder, Lettland
ISBN: 978-3-86321-754-9

Inhalt

Modul 3 Behandlungsmöglichkeiten 87

Modul 4 Schwierigkeiten außerhalb der Familie und Hilfemöglichkeiten 125

Literaturverzeichnis 155

Vorwort

Elternberatung und Psychoedukation für Eltern von Kindern und Jugendlichen mit Aufmerksamkeitsdefizit-/Hyperaktivitätsstörung (ADHS) sind ein unverzichtbarer Bestandteil jeder evidenzbasierten Behandlung. Für eine wirksame Therapie ist es von zentraler Bedeutung, Elternberatung und Psychoedukation in ein multimodales Behandlungskonzept einzubetten. Dieses wird von den Leitlinien vieler Fachverbände in zahlreichen Ländern weltweit zu Recht gefordert, denn eine leitlinienorientierte, multimodale Behandlung trägt wesentlich zur Qualität in Diagnostik und Therapie bei.

Gleichzeitig besteht ein großer Bedarf an kurzen, leicht durchführbaren und wirksamen Psychoedukationsprogrammen für Eltern (oder andere primäre Bezugspersonen) von Kindern und Jugendlichen mit ADHS. Viele der verfügbaren Elterntrainings und Psychoedukationsprogramme sind jedoch sehr zeitaufwendig und lassen sich deshalb im Praxisalltag häufig nur schwer umsetzen. Das „Kurze ADHS-Psychoedukations-Programm für Eltern“ (KAPPE) wurde daher als kompaktes und zeitökonomisches Programm aus der Praxis für die Praxis entwickelt. Es soll einen wirksamen Baustein innerhalb eines multimodalen Behandlungskonzepts darstellen.

KAPPE umfasst vier psychoedukative Module, die unter Einbeziehung der Eltern (oder primären Bezugspersonen) in Praxis oder Schule leicht durchführbar sind. Das Programm wurde in vielen Praxen in ganz Deutschland erprobt und stieß bei den Angehörigen auf eine sehr positive Resonanz. Die zahlreichen Rückmeldungen haben uns ermutigt, das Programm zu überarbeiten und in neuer Form vorzulegen. Wir hoffen, dass dieses Psychoedukationsprogramm den betroffenen Familien sowie den Menschen in ihrem sozialen Umfeld zugutekommt.

Unser herzlicher Dank gilt allen Personen, die zur Entwicklung und Erprobung dieses Programms beigetragen haben. Die Erfahrungen, die sie mit KAPPE gemacht haben, sind in die neue Auflage des Programms eingeflossen. Die Neuauflage hat uns zudem ermöglicht, die Zielgruppe des Programms über die Eltern hinaus auf Therapeut:innen und Lehrer:innen auszuweiten. Herzlich danken möchten wir auch Frau Jana Puppala und Herrn Hermann Löffler vom Mabuse-Verlag für die hervorragende Zusammenarbeit bei diesem Buchprojekt.

Fabian Härtling, Peter M. Wehmeier
Frankfurt am Main, März 2026

1 Die Aufmerksamkeitsdefizit-/Hyperaktivitätsstörung (ADHS)

1.1 Symptomatik und Verlauf

Die Aufmerksamkeitsdefizit-/Hyperaktivitätsstörungen (Bezeichnung nach DSM-IV) (APA 1996) bzw. hyperkinetischen Störungen (Bezeichnung nach ICD-10) (WHO 1991) gehören zu den **häufigsten psychischen Störungen im Kindes- und Jugendalter**. Sie können bis ins Erwachsenenalter fortbestehen, wenngleich mit etwas anderer Symptomatik. Diese Störungen sind durch Unaufmerksamkeit, motorische Unruhe und Impulsivität gekennzeichnet. Die Kernsymptome treten als durchgehendes Muster auf und sind Alter, Entwicklungsstand und Intelligenz des Kindes nicht angemessen. Sie treten dauerhaft und situationsübergreifend in verschiedenen Lebensbereichen auf, z. B. in der Schule, zu Hause in der Familie und mit Gleichaltrigen, und führen zu einer deutlichen Beeinträchtigung der psychosozialen und kognitiven Funktionsfähigkeit.

Bei Kindern und Jugendlichen beträgt die Prävalenz der Störung ca. 8 %, wobei Jungen etwa doppelt so häufig betroffen sind als Mädchen (Ayano et al. 2023). Allerdings unterscheiden sich die Prävalenzraten je nach angewendetem Klassifikationssystem und der zugrunde liegenden Untersuchungsmethode recht stark (Faraone et al. 2003). Bisher wurde die ADHS nach den Kriterien des DSM-IV (APA 1996) bzw. der ICD-10 (WHO 1991) klassifiziert. Zur Klassifikation der ADHS kommen zunehmend die Kriterien der überarbeiteten Klassifikationssysteme DSM-5-TR (APA 2025) und ICD-11 (WHO 2022) zur Anwendung (Tyrer 2025; Hölzel und Berger 2024).

Die **Kernsymptome** der ADHS wirken sich auf vielfältige Weise auf das Verhalten der Patient:innen aus. Das **Aufmerksamkeitsdefizit** äußert sich beispielsweise häufig so, dass betroffene Kinder Einzelheiten nicht beachten und bei den Hausaufgaben oder anderen Tätigkeiten Flüchtigkeitsfehler machen, Schwierigkeiten haben, über längere Zeit ihre Aufmerksamkeit bei Aufgaben oder beim Spielen aufrechtzuerhalten, nicht zuhören, wenn sie angesprochen werden, Anweisungen nicht vollständig durchführen, Schulaufgaben bzw. Pflichten am Arbeitsplatz nicht zu Ende bringen, Schwierigkeiten bei der Organisation von Aufgaben und Aktivitäten haben, Aufgaben vermeiden, die länger dauernde geistige Anstrengungen erfordern, Gegenstände verlieren, die sie benötigen, sich durch äußere Reize leicht ablenken lassen und bei Alltagstätigkeiten vergesslich sind.

Die **Hyperaktivität** oder verminderte motorische Kontrolle zeigt sich durch Zappeln mit Händen oder Füßen oder Herumrutschen auf dem Stuhl, wiederholtes Aufstehen in der Klasse oder in anderen Situationen, in denen Sitzenbleiben erwartet wird, durch

Herumlaufen oder exzessives Klettern. Die Kinder mit ADHS haben außerdem Schwierigkeiten, ruhig zu spielen oder sich mit Freizeitaktivitäten intensiv zu beschäftigen, sind viel „auf Achse", wirken wie „getrieben" oder reden übermäßig viel.

Die **Impulsivität** äußert sich häufig so, dass betroffene Kinder mit Antworten herausplatzen, bevor eine Frage zu Ende gestellt ist, nicht abwarten können, bis sie an der Reihe sind, und andere unterbrechen und stören. Aufgrund ihrer Impulsivität haben Kinder mit ADHS auch ein erhöhtes Verletzungsrisiko (DiScala et al. 1998). Kinder und Jugendliche mit ADHS sind sozial, emotional und in ihrer Lebensqualität erheblich beeinträchtigt (Wehmeier et al. 2010). Die Beeinträchtigung erstreckt sich auf mehrere Lebensbereiche des Kindes, z. B. Familie, Schule, Gleichaltrige, und hat häufig erhebliches Leid für die Betroffenen zur Folge, nicht zuletzt auch durch zusätzliche ökonomische Belastungen, die besondere Maßnahmen nach sich ziehen können.

Der Verlauf der ADHS ist oft chronisch, daher ist meist eine langfristige Behandlung der Betroffenen indiziert (AWMF 2018; DGPPN 2018). Scheitert die Behandlung betroffener Patient:innen mit schwer ausgeprägter ADHS oder bleibt diese aus, besteht ein erhöhtes Risiko für gescheiterte Schulkarrieren, insbesondere aber für Delinquenz und die Entwicklung von Suchterkrankungen (Rösler et al. 2004). Bei solchen Komorbiditäten besteht das Risiko für die Entwicklung antisozialer Persönlichkeitsstörungen (Schmidt 2004). In 50 % der Fälle besteht die Störung im Jugendalter fort und fast ein Drittel der Betroffenen haben auch im Erwachsenenalter noch deutliche Symptome (Döpfner et al. 2000). Bei Jugendlichen und Erwachsenen ist die motorische Unruhe oft weniger stark ausgeprägt, während Unaufmerksamkeit, Ablenkbarkeit, innere Unruhe und Desorganisation überwiegen (Krause und Krause 2014). Die Raten für Substanzmissbrauch sind bei Erwachsenen auch ohne komorbide Störung des Sozialverhaltens erhöht (Rösler et al. 2004). Bei Erwachsenen mit ADHS ist daher ein spezielles Vorgehen in Bezug auf Diagnose und Therapie erforderlich (D'Amelio et al. 2024; D'Amelio et al. 2025).

1.2 Ätiologie und Pathogenese

Über die Ursachen von ADHS liegen empirisch gut gesicherte Erkenntnisse vor. ADHS ist ein sowohl ätiologisch als auch **pathophysiologisch heterogenes Störungsbild** (Millich et al. 2001; Banaschewski et al. 2004). Ein adäquates Verständnis von Ätiologie, Pathogenese und Therapie der Störung ist daher nur unter Berücksichtigung sowohl der neurobiologischen Grundlagen als auch der individuellen Entwicklungsbedingungen des oder der einzelnen Betroffenen möglich (Tannock et al. 1998). Für die Entstehung der

Störung werden insbesondere **neurobiologische Faktoren** verantwortlich gemacht (Renner et al. 2008), neben denen auch **psychosoziale Faktoren** bestehen können.

So geht die Störung mit bestimmten neurobiologischen Auffälligkeiten einher, die eine Störung der Informationsverarbeitung, langsamere und variablere Reaktionszeiten mit resultierenden Leistungseinbußen in reizarmen Situationen, Beeinträchtigung der motorischen Kontrolle, situationsunangemessene Aufmerksamkeitssteuerung sowie Beeinträchtigung exekutiver Funktionen zur Folge haben (Swanson 2003).

Unter den sogenannten „exekutiven Funktionen" des Gehirns versteht man höhere Kontrollmechanismen für problemlösendes Denken, zielgerichtetes und flexibles Verhalten sowie die Steuerung von Antrieb, Motivation und Affekt. Diese Funktionen werden von weitreichenden, vielfach verzweigten neuronalen Schaltkreisen ausgeführt, die unter anderem dem präfrontalen Kortex zuzuordnen sind (Sergeant et al. 2003). Exekutive Funktionen werden durch die Transmitter Dopamin und Noradrenalin vermittelt (Biedermann und Spencer 1999; Teicher et al. 2002; Nieoullon 2002).

1.3 Anatomische und pathophysiologische Auffälligkeiten

ADHS wird mit einigen **anatomischen Auffälligkeiten** assoziiert, die wahrscheinlich entwicklungsbedingt sind und weniger auf eine externe hirnorganische Schädigung zurückgeführt werden können (Rapoport und Gogtay 2008). So haben magnetresonanztomografische Untersuchungen gezeigt, dass verschiedene Bereiche des Gehirns, insbesondere der frontale und parietookzipitale Kortex, das Corpus callosum sowie das Kleinhirn, bei Patient:innen mit ADHS ein geringeres Volumen aufweisen als bei Individuen ohne ADHS (Casey et al. 1997; Berquin et al. 1998; Castellanos et al. 2002). Der frontale Kortex wird offenbar schlechter durchblutet, was zu einer entsprechenden Beeinträchtigung der Verhaltenshemmung führt. Kompensatorisch werden okzipitale, temporale und zerebelläre Regionen stärker durchblutet. Der Nucleus caudatus und der Globus pallidus sind bei Patient:innen mit ADHS kleiner als bei Individuen ohne ADHS (Casey et al. 1997). Die inhibitorischen Defizite bei Patient:innen mit ADHS dürften mit den Auffälligkeiten dieser subkortikalen Strukturen zusammenhängen (Banaschewski et al. 2004).

ADHS wird außerdem mit verschiedenen **pathophysiologischen** Auffälligkeiten in Verbindung gebracht. Beispielsweise haben Untersuchungen mit bildgebenden Verfahren gezeigt, dass Patient:innen mit ADHS einen verminderten Glukosemetabolismus im frontalen und parietalen Kortex sowie im Striatum (Nucleus caudatus und Putamen) aufweisen (Amen und Carmichael 1997). Erwachsene und Kinder mit ADHS haben anderen

Untersuchungen zufolge eine um 70 % erhöhte Bindungskapazität der präsynaptischen Dopamintransporter im Gehirn, die wahrscheinlich auf eine verstärkte Expression des entsprechenden Gens zurückzuführen ist. Diese verstärkte Expression wird durch Methylphenidat deutlich reduziert. Darüber hinaus besteht eine um 50 % geringere Dopa-Decarboxylase-Aktivität im präfrontalen Kortex dieser Patient:innen.

Erwachsene mit ADHS zeigen eine niedrigere Dopaminkonzentration im präfrontalen Kortex als Erwachsene ohne ADHS. Kinder mit ADHS zeigen eine höhere Dopaminkonzentration im Zwischenhirn als Kinder ohne ADHS (Banaschewski et al. 2004). Auch das Zusammenspiel des vorwiegend dopaminergen links-anterioren Aufmerksamkeitssystems und des vorwiegend noradrenergen rechts-posterioren Aufmerksamkeitssystems scheint eine besondere Bedeutung für die Aufmerksamkeitsfunktion zu haben (Teicher et al. 2002; Becker et al. 2005).

1.4 Genetische Befunde

Bei ADHS spielen genetische Faktoren eine außerordentlich wichtige Rolle. So hat eine Reihe von Untersuchungen eine hohe Konkordanz für ADHS bei Zwillingen ergeben. Die Konkordanzraten für monozygote Zwillinge liegen zwischen 50 und 80 %, während sie für dizygote Zwillinge bei etwa 34 % liegen (Heiser et al. 2003). Im Mittel liegt die Erblichkeit für Symptome der ADHS zwischen 0,6 und 0,8 (Thapar et al. 1999). In Familien von Kindern mit ADHS ist bei 10–35 % der Familienmitglieder ebenfalls eine ADHS nachweisbar: 15–20 % der Mütter, 25–30 % der Väter und etwa 32 % der Geschwister leiden unter ADHS (Bradley und Golden 2001).

1.5 Komorbide Störungen

Bis zu 80 % der Patient:innen mit ADHS weisen komorbide psychische Störungen auf (AWMF 2018; DGPPN 2018). Als komorbide Störungen werden unterschiedliche, voneinander eindeutig abgrenzbare Störungen bezeichnet, die beim gleichen Individuum auftreten. Zu den häufigsten komorbiden Störungen bei ADHS gehören **Störungen des Sozialverhaltens** inklusive der oppositionellen Störung (40–60 %), Angststörungen (25–30 %), affektive Störungen (10–40 %), umschriebene Entwicklungsstörungen (10–40 %) sowie Tic-Störungen (30 %). Daher ist es wichtig, bei der Diagnose von ADHS auch mögliche komorbide Störungen und zusätzliche bestehende interventionsbedürftige

Symptome zu berücksichtigen und zu behandeln. Allein schon wegen der Häufigkeit stellt die komorbide Störung des Sozialverhaltens oft eine besondere Herausforderung dar. Je älter ein:e Patient:in mit ADHS ist, desto wahrscheinlicher ist auch diese Begleitstörung. Umgekehrt kann bei Jungen unter 12 Jahren mit einer Störung des Sozialverhaltens fast immer auch eine ADHS diagnostiziert werden (Herpertz-Dahlmann 2003).

Wegen der Häufigkeit der Kombination beider Störungen, der klinischen Relevanz und der ungünstigeren Prognose ist im Klassifikationssystem der ICD-10 dafür eine eigene Diagnose vorgesehen (Hyperkinetische Störung des Sozialverhaltens, F90.1), während in der DSM-IV beide Diagnosen getrennt klassifiziert werden. In Familien mit einem Kind, das beide Störungen aufweist, sind psychische Erkrankungen und Persönlichkeitsstörungen bei anderen Familienmitgliedern überdurchschnittlich häufig. Auch Scheidungs- bzw. Trennungsraten sind in diesen Familien höher. Bei den Eltern solcher Kinder sind affektive Störungen, antisoziale Persönlichkeitsstörungen und kriminelles Verhalten besonders häufig (Pliszka et al. 1999; Pliszka 2003).

1.6 Diagnostik der ADHS

ADHS kann ab dem Grundschulalter in der Regel zuverlässig diagnostiziert werden (Döpfner et al. 2000). Die Diagnose wird in erster Linie klinisch gestellt. Zur Diagnostik der ADHS gehört die Erfassung der Symptomatik durch **Exploration der Eltern und des Kindes** hinsichtlich der drei Kernsymptome: Aufmerksamkeitsdefizit, Hyperaktivität und Impulsivität (WHO 1992; APA, 1996). Darüber hinaus spielt die Erfassung der Häufigkeit, Intensität und situativen Variabilität der Symptome eine Rolle. Je älter das Kind ist, desto stärker wird es in die Exploration einbezogen (Barkley 2025). Ergänzend sind diagnostische **Fragebögen** und spezielle Checklisten erhältlich, die sowohl die spezifischen Symptome der ADHS als auch bestimmte Problemsituationen, etwa in der Schule, in der Familie oder bei den Hausaufgaben, einbeziehen (Döpfner et al. 2000; Döpfner und Lehmkuhl 2000). Selbstbeurteilungsbögen zur Erfassung der Symptomatik können hilfreich sein. Allerdings sind die Beurteilungen erwachsener Bezugspersonen meist valider als Selbstbeurteilungen (Barkley 2025). Im Rahmen der Diagnostik sollte eine **störungsspezifische Entwicklungsgeschichte** hinsichtlich des Beginns der Symptomatik, des Verlaufs und eventueller störungsrelevanter Rahmenbedingungen erhoben werden. Hierzu gehören abnorme psychosoziale Bedingungen, wie z. B. inkonsequentes Erziehungsverhalten, mangelnde Wärme in innerfamiliären Beziehungen oder die Bereitschaft der Eltern zur aktiven Mitarbeit bei der Behandlung (Döpfner et al. 2021).

Auch die Verhaltensbeobachtung in der Untersuchungssituation hat eine gewisse Bedeutung. Allerdings treten die Symptome der ADHS in dieser Situation nicht unbedingt in Erscheinung (Barkley 2025).

Obwohl die leitlinienorientierte Diagnose der ADHS eine klinische ist, stehen neben den üblichen Fragebögen und Skalen mehrere technische Testverfahren zur Messung der Kernsymptome der ADHS (Hyperaktivität, Unaufmerksamkeit, Impulsivität) zur Verfügung. Diese teils computergestützten Daueraufmerksamkeitstests können eine hilfreiche Ergänzung der herkömmlichen diagnostischen Verfahren sein.

Hyperkinetische Störungen, lange als Störungen der Kindheit und Jugend betrachtet, bleiben bei vielen Betroffenen bis ins Erwachsenenalter bestehen (Roy und Ohlmeier 2025). Männer sind häufiger betroffen als Frauen, doch bei Frauen wächst das Bewusstsein für diese Störung, da sie bei hoher Intelligenz und guten Anpassungsstrategien oft weniger auffällig sind und die ADHS (bzw. ADS, also ADHS ohne Hyperaktivität) länger unentdeckt bleibt. Durch die ADHS-Symptomatik besteht eine hohe psychosoziale Belastung mit verminderter Lebensqualität, häufigen Beziehungsproblemen und Problemen mit Bezug zum Arbeitsplatz (Bender et al. 2020). Die ADHS-Symptomatik kann sich über die Lebensspanne hinweg deutlich verändern. Für die Diagnostik ist die aktuelle Selbstbeschreibung und die retrospektiv betrachtete Symptomatik in Kindheit und Jugend sehr wichtig, während die Therapie auf die gegenwärtige Symptomatik und die aktuellen Lebensumstände ausgerichtet sein sollte.

1.7 Therapie der ADHS

Idealerweise erfolgt die ADHS-Behandlung **multimodal** und **interdisziplinär**, unter intensiver Einbeziehung der betroffenen Kinder und Jugendlichen, ihrer Eltern, Erzieher:innen, Lehrer:innen und sonstiger Bezugspersonen. Sie sollte den individuellen Entwicklungsstand des Kindes bzw. des oder der Jugendlichen berücksichtigen und auf die Art und Ausprägung der ADHS-Symptomatik abgestimmt sein (AWMF 2018; DGPPN 2018). Ferner sollte die Behandlung dem sozialen Kontext und der Lebenssituation des Kindes Rechnung tragen und den Eltern das erforderliche Maß an Entlastung und Unterstützung gewähren (Döpfner et al. 2021; Petermann und Schmidt 2025; Kemmerich 2017).

Die Therapie der ADHS kann folgende **Interventionen** umfassen: Aufklärung und Beratung (Psychoedukation) der Eltern, Aufklärung und Beratung des Kindes bzw. des oder der Jugendlichen, Elterntraining und familienbezogene Interventionen (einschließlich Familientherapie), Interventionen im Kindergarten bzw. in der Schule (z. B. Aufklärung und Beratung der Erzieher:innen bzw. Lehrer:innen), kognitive Therapie des Kindes bzw. des oder der Jugendlichen (z. B. Selbstinstruktionstraining) oder Anleitung des Kindes bzw. des oder der Jugendlichen zur Modifikation des Problemverhaltens (z. B. Selbstmanagement) und die Pharmakotherapie (AWMF 2018; DGPPN 2018). Zudem stehen verschiedene ADHS-bezogene „digitale Gesundheitsanwendungen" (DiGAs) zur Verfügung, die im Rahmen der Behandlung eingesetzt werden können und die psychiatrische bzw. psychotherapeutische Behandlung sinnvoll ergänzen.

Die Folgen der **Nichtbehandlung** können erheblich sein, gerade in einer Zeit, in der im Allgemeinen sehr hohe Anforderungen an die Leistungsfähigkeit des oder der Einzelnen gestellt werden. Die funktionelle Beeinträchtigung bei Menschen mit ADHS, z. B. die Beeinträchtigung der Exekutivfunktionen mit resultierender Reizüberflutung, macht sich unter Belastung sehr schnell bemerkbar. So geraten sie rasch an die Grenzen gesellschaftlich akzeptierter Verhaltensweisen und werden hart mit den Konsequenzen ihres Verhaltens konfrontiert (Barkley 2025).

Neben der Beeinträchtigung durch die Symptomatik hat ADHS aber auch eine andere, potenziell positive Seite. Nicht selten verfügen Menschen mit ADHS über besondere Fähigkeiten, die sie zu vielfältigen Interessen, besonderer Kreativität oder ausgeprägter Mitmenschlichkeit und Empathie befähigt. Diese positiven Aspekte relativieren die Auffassung der ADHS als bloße „Störung", sodass in diesem Kontext auch von „Neurodiversität" gesprochen wird.

1.8 Medikamentöse Behandlung

Die medikamentöse Therapie von Kindern und Jugendlichen mit ADHS ist ein wesentlicher Baustein der multimodalen Behandlung, sie ist jedoch nicht bei allen Patient:innen notwendig (Döpfner et al. 2000). Die Pharmakotherapie ist immer nur ein **Teil eines umfassenden Behandlungskonzepts**, das andere Interventionen einschließt (Remschmidt et al. 2005; AWMF 2018; DGPPN 2018). Eine Pharmakotherapie ist meist dann indiziert, wenn **eine stark ausgeprägte, situationsübergreifende hyperkinetische Symptomatik** mit einer erheblichen Beeinträchtigung der bzw. des Betroffenen oder seines bzw. ihres Umfelds besteht, z. B. drohende Umschulung in eine Sonderschule, massive Belastung der Eltern-Kind-Beziehung, Störung der Beziehung zu Gleichaltrigen usw. (Barkley 2025).

Die Wirksamkeit verschiedener medikamentöser und nichtmedikamentöser Therapieansätze bei ADHS wurde in einer großen multizentrischen Studie in den USA, der sogenannten MTA-Study (= Multi Modal Treatment Study of ADHD), eingehend untersucht (Jensen et al. 2001; MTA Cooperative Group 2004). Die Patient:innen wurden entweder medikamentös, verhaltenstherapeutisch oder mit einer Kombination dieser beiden Therapiemethoden intensiv behandelt und mit Patient:innen verglichen, die eine sehr viel weniger intensive, allgemeinärztliche Behandlung („Community Care") erhielten. Die Ergebnisse zeigten, dass die alleinige medikamentöse Behandlung oder die kombinierte Behandlung, d. h. Medikamente in Verbindung mit Verhaltenstherapie, der alleinigen Verhaltenstherapie oder der allgemeinen, ärztlichen Behandlung überlegen war.

Auch wenn diese Ergebnisse sehr differenziert betrachtet werden müssen (Molina et al. 2009), unterstreichen sie dennoch den hohen Stellenwert einer Pharmakotherapie bei ADHS. Allerdings ist die medikamentöse Behandlung, wie jede andere Therapie auch, mit gewissen Kosten verbunden (Jensen et al. 2005; Wehmeier et al. 2009). Dennoch müssen Versorgungskapazität und -strukturen für die multimodale Behandlung von Kindern und Jugendlichen mit ADHS einschließlich der pharmakotherapeutischen Langzeitbehandlung weiter verbessert werden (Döpfner et al. 2000).

1.9 Psychoedukation bzw. Elterntraining

Psychoedukation bzw. Elterntraining ist ein wichtiger Baustein in der Therapie komplexer und chronischer psychischer Störungsbilder. Zu diesen Störungsbildern gehört auch AD(H)S. Nicht nur die Patient:innen, sondern auch die Angehörigen benötigen ein umfassendes Wissen über das Krankheitsbild und brauchen Unterstützung beim Entwickeln von Bewältigungsstrategien. Dabei geht es um die Aktivierung von Ressourcen und Unterstützung der Resilienz. Das **Ziel** ist sowohl die **Besserung der Symptomatik** des oder der Betroffenen als auch die **Verbesserung der Lebensqualität aller Familienmitglieder**. Die Prävention expansiver Verhaltensauffälligkeiten mittels solcher Programme sollte flächendeckend gestärkt werden (Döpfner et al. 2010).

Psychoedukation sowie Coaching stellt eine sinnvolle und wirkungsvolle Intervention zur psychotherapeutischen „Basisversorgung" von ADHS-Betroffenen und deren Angehörigen im Rahmen eines multimodalen Therapiekonzeptes dar und fördert deren Beteiligung im Sinne einer Behandlungspartnerschaft (Bender et al. 2016). Mittels Psychoedukation können ADHS-Betroffene und deren Angehörige ausgehend von ihren eigenen Erfahrungen umfassend über das komplexe Störungsbild, die Diagnostik sowie über adäquate Behandlungsmöglichkeiten aufgeklärt werden. Es werden hierbei Selbstmanagement-Fertigkeiten geschult, Leidensdruck reduziert sowie die Funktionsfähigkeit und Alltagsadaptation verbessert. Dabei lässt sich auch das kreative Potenzial nutzbar machen, das bei Menschen mit ADHS in der Regel vorhanden ist. Diese meistens sehr lebhaften, ideenreichen, oft humorvollen Menschen profitieren oft von ADHS-bezogener Psychoedukation und entsprechenden Coaching-Programmen (D'Amelio et al. 2025).

Psychoedukation bzw. Elterntraining ist die **Grundlage jeder leitlinienkonformen ADHS-Behandlung** (Bender et al. 2016; Lauth und Lauth-Lebens 2025). Psychoedukation beinhaltet die Erläuterung der Diagnose, Beschreibung der Symptomatik, Erklärung der Ätiologie und möglicher Verlaufsformen sowie der Behandlungsmöglichkeiten. Auch die Beratung der Eltern zur erzieherischen Führung des Kindes und die Beantwortung ihrer Fragen zu ADHS spielen eine wichtige Rolle (Born und Oehler 2023). Gerade die Eltern, die von der Erkrankung des Kindes am unmittelbarsten betroffen sind, fühlen sich häufig im Umgang mit der Symptomatik überfordert und allein gelassen (Petermann und Schmidt 2025). Diese Eltern beschreiben als wesentliche Probleme Selbstvorwürfe, Vorwürfe mangelnder Erziehungskompetenz oder die Ablehnung des Kindes durch andere, z. B. aufgrund seines hyperaktiven Verhaltens. Die alltägliche Belastung durch das Kind, die aufwendige Suche nach der richtigen Behandlung oder Überlegungen zu einem Schulwechsel führen häufig zur Überlastung der Erziehungspersonen, insbesondere der Mütter. Daher hat die Aufklärung und Beratung der Eltern (Psychoedukation) bei der Behandlung von Kindern und Jugendlichen mit ADHS zu Recht einen hohen Stellenwert (Remschmidt et al. 2005; Bender et al. 2016; Frölich et al. 2021; Lopez et al. 2005; Daly et al. 2007; Ghanizadeh 2007; Robin 2008; Law et al. 2009).

Bei ADHS steht meist die **Familie** im Fokus der Psychoedukation (Cunningham 2007). Relevante Themen sind dabei u. a. die Symptome der ADHS, Ursachen und Behandlungsmöglichkeiten sowie der Umgang mit typischen Problemsituationen. Spätestens ab dem Schulalter sollte das betroffene Kind in die Beratung einbezogen werden (Döpfner et al. 2000). Sofern behandlungsbedürftige Symptome in der Schule auftreten, umfasst die Psychoedukation auch die Beratung von Lehrer:innen (Barkley 2025). Die Schule ist auch ein geeignetes Setting für die Beratung von Eltern (Cunningham et al. 2000).

Bei der Psychoedukation stellt sich die grundsätzliche Frage, wie die Eltern bzw. wichtige Bezugspersonen am besten unterstützt werden können (Born und Oehler 2023). Überlegungen zum Umgang mit dem betroffenen Kind oder dem bzw. der betroffenen Jugendlichen und die Auswahl entsprechender Hilfsmöglichkeiten sollten immer dort ansetzen, wo die Probleme auftreten: bei dem bzw. der Betroffenen selbst, in der Familie, im Kindergarten oder in der Schule. Dieses Prinzip ist deshalb von großer Bedeutung, weil die meisten Hilfsmaßnahmen recht **störungsspezifisch** wirken. Es ist nicht zu erwarten, dass sich etwa durch die psychomotorische Therapie einer bestehenden Koordinationsstörung auch die ADHS-typischen Verhaltensweisen in der Schule ändern. Ebenso wenig kann erwartet werden, dass durch Maßnahmen in der Schule automatisch auch die Probleme in der Familie gelöst werden oder umgekehrt. Deshalb ist in aller Regel eine **Kombination verschiedener Maßnahmen** erforderlich, um dem Kind oder dem bzw. der Jugendlichen wirkungsvoll helfen zu können.

Eltern können ihr Kind am besten unterstützen, indem sie ihm Zuversicht vermitteln und sein Selbstwertgefühl stärken. Sie sollten sich als Interessenvertreter:innen ihres Kindes verstehen. Wesentlich dafür ist, dass sie sich möglichst viel Wissen über ADHS und die zur Verfügung stehenden Behandlungsmöglichkeiten aneignen. Erst wenn Eltern wirklich verstanden haben, welchen Einfluss ADHS auf das Sozial- und Lernverhalten ihres Kindes hat, können sie ihm helfen, die mit ADHS verbundenen Schwierigkeiten in den verschiedenen Lebensbereichen zu meistern. Kinder und Jugendliche mit ADHS sind ebenso intelligent wie Gleichaltrige ohne ADHS und haben ihre Stärken (Döpfner et al. 2000). Viele sind sehr kreativ, künstlerisch begabt und humorvoll. Diese Stärken zu erkennen und zu fördern kann viel dazu beitragen, das Selbstwertgefühl eines Kindes mit ADHS zu stärken und sein emotionales Wohlbefinden zu verbessern (Born und Oehler 2023).

Die Eltern betroffener Kinder bezeichnen Psychoedukation häufig als wichtigste therapeutische Maßnahme, da sie dadurch ein tieferes Verständnis für das Verhalten ihrer Kinder gewinnen und eine spezifische Schulung für den Umgang mit ihnen im Alltag erhalten. Allerdings kann Psychoedukation nur erfolgreich sein, wenn das im Zuge der Psychoedukation Gelernte umgesetzt und im Alltag angewendet wird (Petermann und Schmidt 2025). Dabei können beispielsweise auch Pflegekräfte Unterstützungsarbeit leisten (Odom 1996; Danforth 1998; Baker 1999; Becker et al. 2009). Im Rahmen der Kinder- und Jugendhilfe bzw. Sozialpsychiatrie werden eher Sozialpädagog:innen diese Arbeit leisten.

Eine Befragung der Eltern von Kindern oder Jugendlichen mit ADHS ergab, dass 94,9 % der Eltern über die Störung ADHS aufgeklärt wurden. Immerhin wurden 73,9 % zu Fragen der Erziehung oder des eigenen Umgangs mit Problemsituationen beraten. Insgesamt 73,7 % der beratenen Eltern fanden die Aufklärung „überwiegend hilfreich“ oder „sehr hilfreich“, und 71,2 % der beratenen Eltern fanden die Erziehungsberatung „hilfreich“ oder „sehr hilfreich“ (Petermann und Schmidt 2025).

Es ist kaum verwunderlich, dass sich Psychoedukationsprogramme für Eltern von Kindern und Jugendlichen mit expansiven Verhaltensauffälligkeiten wie ADHS, Störung mit oppositionellem Trotzverhalten und Störung des Sozialverhaltens als wirksam erwiesen haben (Danforth 1998; Bor et al. 2002; Huang et al. 2003; Chronis et al. 2004; Costin u. Chambers 2007; Fossum et al. 2009; Dretzke et al. 2009). Der Nutzen solcher Programme wurde durch zahlreiche Untersuchungen bei Kindern und Jugendlichen mit ADHS nachgewiesen (Wells et al. 2000; Frölich et al. 2002; Salbach et al. 2005; Lundahl et al. 2006; Danforth et al. 2006; van den Hoofdakker et al. 2007; Knight et al. 2008; Hautmann et al. 2008; Hautmann et al. 2009a; Hautmann et al. 2009b; Kienle et al. 2009; Hanisch et al. 2010). Auch in Bezug auf ihre Eltern wurde der Vorteil psychoedukativer Programme nachgewiesen (Erhardt und Baker 1990; Anastopoulos et al. 1993; McCleary und Ridley 1999; Weinberg 1999; Barlow und Stewart-Brown 2000; Bormann-Kischkel et al. 2004; Schreyer und Hampel 2009; Pouretemad et al. 2009).

Allerdings werden unterschiedliche Psychoedukationsprogramme in unterschiedlichem Maß von den Eltern angenommen (Johnston et al. 2008) und nicht alle Programme führen zum Erfolg (Diamond und Siqueland 2001; Hechtman et al. 2004; Chacki et al. 2009). Bei einer Befragung zur ADHS-Behandlung bewerteten die Eltern von Kindern mit ADHS den Erfolg einer medikamentösen Therapie am größten, gefolgt von Schulwechsel und Logopädie. Der Erfolg von Elterntraining wurde im Durchschnitt als „gut" bewertet, der Erfolg von Verhaltenstherapie sowie die Aufklärung und Beratung von Lehrerinnen oder Erzieher:innen lag darunter. Den Erfolg von Entspannungstraining bewerteten die Eltern als „gering" (Petermann und Schmidt 2025).

- Psychoedukation der Eltern kann die **Wirksamkeit der jeweiligen ADHS-Medikation erhöhen** (Daly et al. 2007; Kaiser et al. 2008; Svanborg et al. 2009; Reeves und Anthony 2009), möglicherweise durch Verbesserung der Compliance (Lopez et al. 2005; Wolraich et al. 2005). Psychoedukation für Eltern scheint dann besonders hilfreich zu sein, wenn die Mutter eine hohe Selbstwirksamkeit („Self-Efficacy") in ihrem Erziehungsverhalten aufweist und wenn das Kind keine oder nur eine komorbide Störung aufweist (van den Hoofdakker et al. 2009). Aber auch Väter profitieren von einem Psychoedukationsprogramm (Fabiano 2007; Fabiano et al. 2009).
- Bei Kindern im Vorschulalter mit ADHS-Symptomen ist Psychoedukation der Eltern ebenfalls eine hilfreiche Intervention (Pisterman et al. 1992; Cunningham et al. 1995; Sonuga-Barke et al. 2001; Sunningham und Boyle 2002; Sunga-Barke et al. 2004; Jones et al. 2007). Allerdings erlaubt eine hohe ADHS-Symptombelastung bei Müttern von Kindern mit ADHS im Vorschulalter lediglich eine leichte Besserung der ADHS-Symptome der Kinder durch Elterntraining (Sonuga-Barke et al. 2002).

Diese vielfältigen Befunde unterstreichen eindrucksvoll den großen Nutzen, den Psychoedukation für Eltern von Kindern und Jugendlichen mit AHDS haben kann. Bereits existierende Psychoedukationsprogramme (Cunningham et al. 1995; Cunningham 2006; Plück et al. 2006; Döpfner und Schürmann 2023) sind allerdings oft recht umfangreich, sodass sie nicht immer leicht durchzuführen sind. Daher war es unser Anliegen, ein **kurzes, einfaches und praktikables Psychoedukationsprogramm** für Eltern und Bezugspersonen von Kindern und Jugendlichen mit ADHS zu entwickeln. Das Programm sollte für durchschnittliche Teilnehmende verständlich und für die Dozent:innen leicht durchführbar sein. Das Ergebnis unserer Arbeit liegt nun unter der Bezeichnung „Kurzes ADHS-Psychoedukations-Programm für Eltern“ (KAPPE) in der zweiten Auflage vor. Die Neuauflage hat uns zudem ermöglicht, die Zielgruppe des Programms über die Eltern hinaus auf Therapeut:innen und Lehrer:innen auszuweiten.

2 Kurzes ADHS-Psychoedukations-Programm für Eltern (KAPPE)

Das Ziel dieses Psychoedukations-Programms ist die umfassende Aufklärung und Information von Eltern bzw. engen Bezugspersonen von Kindern und Jugendlichen mit AD(H)S. Das Programm soll ihnen vermitteln, wie sie angemessene Problemlösungsstrategien im Umgang mit den Kindern und Jugendlichen entwickeln können. Die Eltern werden über das Störungsbild ihres Kindes aufgeklärt und lernen Strategien für den erfolgreichen Umgang mit schwierigen Situationen im Alltag und in verschiedenen Lebensbereichen außerhalb der Familie kennen. Auf diese Weise soll ihr Verständnis für die Störung und die selbstverantwortliche Bewältigung von Problemen gefördert werden. Darüber hinaus werden konkrete Hilfestellungen zur Organisation des Alltags gegeben und auf effektive Behandlungsmöglichkeiten hingewiesen. Das Programm stützt sich auf lerntheoretische und didaktische Konzepte zur Vermittlung von wichtigen Informationen, Fertigkeiten und Konfliktlösungsstrategien. KAPPE ist als ein Baustein der Behandlung im Rahmen einer multimodalen Therapie zu verstehen und als interaktive Vortragsreihe konzipiert.

2.1 Beschreibung des Programms

Das Psychoedukations-Programm besteht aus **4 Modulen**, die jeweils in einem Zeitraum von etwa 2 Stunden bzw. 120 Minuten gehalten werden können.

- Modul 1 gibt einen Überblick über das Störungsbild AD(H)S.
- Modul 2 geht auf Fragen der Erziehung und auf angemessene Erziehungsstrategien ein. Darüber hinaus wird in diesem Modul der Umgang mit ADHS-typischen Konfliktsituationen besprochen.
- Modul 3 stellt die Bandbreite der verschiedenen Behandlungsmöglichkeiten vor.
- Modul 4 beschäftigt sich mit den Schwierigkeiten des Kindes bzw. des oder der Jugendlichen in Lebensbereichen außerhalb der Familie. Außerdem wird in diesem Modul über lokale und überregionale Möglichkeiten der Hilfe informiert.

2.2 Praktische Durchführung

Das Programm wird idealerweise in **4 aufeinanderfolgenden Wochen** angeboten. Zur Durchführung des Programms ist grundsätzlich jeder Gruppenraum geeignet wie z. B.

das Wartezimmer in der Praxis. Die Teilnehmendenzahl kann variieren. Bewährt haben sich Gruppen von bis zu 12 Teilnehmenden bei einem oder einer Vortragenden bzw. einem oder einer Dozierenden. Besonders gute Erfahrungen haben wir mit einem Team aus 2 sich ergänzenden Dozent:innen gemacht. Dann kann die Gruppengröße 12 Teilnehmende auch ohne Weiteres überschreiten. Nicht zu empfehlen ist der Wechsel der vortragenden Person(en) von Termin zu Termin. Die **Teilnehmenden sollen** während des Vortrags immer wieder angesprochen und nach Möglichkeit interaktiv **einbezogen werden**. Fragen, die während des Vortrags gestellt werden, soll der oder die Dozierende kurz beantworten. Fragen, die eine ausführliche Antwort erfordern, sollen am Ende des Moduls aufgegriffen werden. Bewährt hat sich eine 15-minütige Pause nach der ersten Stunde. Zeit für eine Diskussion gibt es am Ende des Vortrags.

Voraussetzung für die Funktion **als Dozierende:r** ist die praktische Erfahrung im Umgang mit Kindern und Jugendlichen mit ADHS. Darüber hinaus sollte der oder die Dozierende auch über theoretische Kenntnisse zum Störungsbild verfügen. Hingegen ist eine abgeschlossene Psychotherapieausbildung oder ein Training als Moderator:in nicht unbedingt erforderlich. Beispielsweise käme eine zum Thema ADHS vorgebildete medizinische Fachangestellte oder ein pädagogischer bzw. psychologischer Mitarbeiter einer Praxis durchaus als Vortragende:r infrage.

Der Erfolg des Programms hängt im Wesentlichen von der vortragenden Person und ihrer **Interaktion mit den Teilnehmenden** ab. In der Praxis hat sich eine grundsätzlich positive und wertschätzende Haltung gegenüber den Ratsuchenden mit ihren individuellen Sorgen und Eigenheiten bewährt. Die Teilnehmenden profitieren in aller Regel von der Authentizität des oder der Vortragenden. Der oder die Dozierende sollte nach Möglichkeit versuchen, empathisch auf die Teilnehmenden einzugehen. Oft ist es hilfreich, die Theorie durch Beispiele aus der eigenen Arbeit oder aus der Erfahrungswelt der Teilnehmenden zu verdeutlichen. Der Text auf den Folien fasst die wichtigsten Themen schlagwortartig zusammen. Der oder die Dozierende muss die Inhalte der Folien anhand eigener Beispiele aus der Praxis veranschaulichen und im Dialog mit den Teilnehmenden vertiefen.

Während das Programm in aller Regel problemlos abläuft, kann es im Einzelfall zu Situationen kommen, die der vortragenden Person besonderes **didaktisches Geschick** abverlangen. Die Erfahrung hat gezeigt, wie mit solchen Situationen konstruktiv umgegangen werden kann. Der oder die Dozierende sollte sich von anmaßenden Kommentaren der Teilnehmenden nicht irritieren lassen. Destruktive Äußerungen sollten auf konstruktive Art und Weise beantwortet werden (z. B.: „Vielen Dank für Ihre kritische Anmerkung, auf die ich gerne eingehe. Unterschiedliche Meinungen tragen viel zur Bereicherung der Diskussion bei. Natürlich gibt es immer mehrere Sichtweisen auf ein Problem. Wir beziehen uns bei unseren Aussagen zu ADHS stets auf wissenschaftlich fundierte Erkenntnisse, die im Konsens internationaler Fachleute gewonnen wurden …").

Ein Einwand aus der Teilnehmerschaft besteht häufig darin, dass schon alles zur Behandlung der ADHS bei ihrem Kind ausprobiert worden sei und nichts geholfen habe. Erfahrungsgemäß geht es dabei oft um Verstärkerpläne, die nicht zum Ziel geführt haben. Der oder die Dozierende sollte die Frustration der Eltern aufgreifen und sein bzw. ihr Verständnis und Mitgefühl äußern. In solchen Fällen kann auch darauf hingewiesen werden, dass Verstärkerpläne ein differenziertes Instrument aus der Verhaltenstherapie sind und deren Anwendung in der Regel von Verhaltenstherapeut:innen erstellt und begleitet wird. Daher sollte den Eltern empfohlen werden, sich professionelle Hilfe zu holen, z. B. bei Erziehungsberatungsstellen oder Verhaltenstherapeut:innen, damit sie sich nicht mit der Symptomatik ihres Kindes alleingelassen fühlen. Wenn sich ein:e Teilnehmende:r während der Diskussion sehr stark in den Vordergrund drängt, z. B. wegen eines besonders großen Leidensdrucks oder aggressiver Tendenzen, kann der oder die Dozierende ihm oder ihr anbieten, in der Pause oder nach der Veranstaltung noch einmal mit ihm oder ihr zu sprechen (z. B.: „Ich habe den Eindruck, dass Sie einen besonderen Gesprächsbedarf zu diesem Thema haben. Kommen Sie doch bitte in der Pause oder am Ende der Veranstaltung noch einmal auf mich zu …"). Ziel ist in solchen Fällen, dem oder der Teilnehmenden das Forum für provokative Äußerungen zu nehmen, die Interaktion ins Positive zu wenden und die grundsätzliche Möglichkeit für ein klärendes Einzelgespräch aufzuzeigen.

Eine **zu passive Zuhörerschaft** kann ebenfalls ein Problem für die vortragende Person darstellen. Sie sollte die Teilnehmenden aktiv einbeziehen und sie direkt ansprechen. Sie kann die Teilnehmenden nach ihren Kindern fragen und sich ADHS-spezifische Situationen schildern lassen, z. B. bei den Hausaufgaben. Darüber hinaus ist es oft auflockernd, kleine Spielpausen einzuführen. Dazu lassen sich Spiele von Kindergeburtstagen (z. B. „Kommando Bimperle" oder „Lehmann sagt: Daumen wickel-wackel") gut einsetzen. Zur Aktivierung der Teilnehmenden kann der bzw. die Dozierende auch Materialien aus ADHS-Trainingsprogammen für Kinder verwenden.

In dem Psychoedukations-Programm KAPPE wird das Thema **ADHS-Medikation** nur ganz kurz angerissen, weil das Programm auch von medizinischen Lai:innen durchgeführt werden soll. Dennoch ist es von Vorteil, wenn der oder die Vortragende eine gewisse Vorstellung von der Wirkung und möglichen Nebenwirkungen der Medikamente hat, die zur ADHS-Behandlung eingesetzt werden. Bei Detailfragen zur Medikation sollte die vortragende Person unbedingt auf den oder die behandelnde:n Mediziner:in verweisen!

Es gibt ausgeprägte regionale und lokale Unterschiede in der Versorgung von Kindern und Jugendlichen mit ADHS, z. B. ist an manchen Orten ausschließlich Ergotherapie verfügbar. Die vortragende Person sollte sich daher über die **lokal bestehenden Behandlungsmöglichkeiten** informiert haben, um angemessene Vorschläge für die Versorgung machen zu können. Trotzdem sollte sie den Teilnehmenden einen Überblick über die Bandbreite grundsätzlich zur Verfügung stehender Behandlungsmöglichkeiten geben.

Das für die Präsentation erforderliche **Arbeitsmaterial** besteht aus der entsprechenden Hardware (z. B. Laptop, Beamer mit Verbindungskabel, Leinwand, Fernbedienung, Laserpointer, Verlängerungskabel, Mehrfachsteckdose) und der entsprechenden Software. Es empfiehlt sich unbedingt, die Präsentation vor dem Termin auszuprobieren, um sicherzustellen, dass alles funktioniert. Häufig betreffen Probleme die Verbindung zwischen Laptop und Beamer. Derbzw. die Dozierende sollte vor der Präsentation genügend Zeit für die Vorbereitung der Präsentation einplanen. Es ist der vortragenden Person selbst überlassen, ob sie sich genau an die vorgegebene Präsentation hält oder diese modifiziert, z. B. durch Überspringen bestimmter Folien.

2.3 Evaluation

Das „Kurze ADHS-Psychoedukations-Programm für Eltern" (KAPPE) wurde von 104 Teilnehmenden des Psychoedukations-Programms mithilfe eines Fragebogens zur Zufriedenheit mit dem Programm evaluiert. Dabei standen folgende fünf Fragen im Vordergrund:

Waren die Teilnehmenden mit dem Programm zufrieden? Von den Teilnehmenden waren 49,0 % mit dem Programm insgesamt „voll und ganz zufrieden", 6,7 % „teils, teils zufrieden" und 1,0 % „überhaupt nicht zufrieden". Mit ihrer Zufriedenheit lagen 41,3 % der Teilnehmenden zwischen „voll und ganz zufrieden" und „teils, teils zufrieden".

Wurden die Erwartungen der Teilnehmenden erfüllt? Die Erwartungen an das Programm wurden bei 27,9 % der Teilnehmenden „voll und ganz" erfüllt, während die Erwartungen bei 8,7 % der Teilnehmenden „teils, teils" erfüllt wurden. Bei 61,6 % der Teilnehmenden lag die Erfüllung der Erwartungen zwischen „voll und ganz" und „teils, teils", während bei 1,9 % die Erwartungserfüllung zwischen „teils, teils" und „überhaupt nicht" lag.

Waren die besprochenen Inhalte relevant? Die Inhalte der Module waren für die weit überwiegende Mehrheit der Teilnehmenden (92,3 %) für ihren praktischen Alltag relevant, während 6,7 % keine Angaben machten und 1,0 % die Inhalte für ihren praktischen Alltag nicht relevant fanden. Am häufigsten (24,2 %) wurden „Informationen zum Regelplan, zum Punkteplan und zum Tagesablauf" als relevant für den praktischen Alltag bezeichnet, gefolgt von „Verstärkerprinzip" (11,6 %), „Umgang mit der Erkrankung (11,6 %), und „Umgang mit der Schule" (11,6 %).

Welche Inhalte haben gefehlt? Von den Teilnehmenden gaben 83,7 % an, dass ihnen keine relevanten Inhalte gefehlt hätten, während 16,3 % der Teilnehmenden bestimmte Inhalte vermisst hätten. Von diesen Teilnehmenden wurden am häufigsten (11,8 %) Grundinformationen zu den neurobiologischen Ursachen der ADHS vermisst.

Was hat den Teilnehmenden am besten gefallen? Die Aspekte des Programms, die den Teilnehmenden am besten gefallen haben, waren die Power-Point-Präsentation (15,4 %), der Austausch bzw. die Diskussion zwischen den Teilnehmenden (15,4 %), sowie das Programm als Ganzes (12,5 %).

Einige Aspekte des Programms wurden nicht evaluiert. Die direkten oder indirekten Auswirkungen des Programms – etwa auf die ADHS-Symptomatik, das Funktionsniveau des Kindes bzw. des oder der Jugendlichen oder die Lebensqualität der Familienmitglieder – wurden im Rahmen der Evaluation nicht untersucht.

Wer liest was?

- Hinweise für Eltern
- Hinweise für Lehrerinnen und Lehrer
- Didaktische Hinweise für die Präsentation
- Fachliche Ergänzungen

Die Folien, die im Folgenden abgedruckt und kommentiert werden, können Sie hier für Ihre eigene Vortragstätigkeit kostenlos im PDF-Format downloaden:

https://www.mabuse-buchversand.de/Service/download-adhs-basics/

Zum Öffnen der Dateien benötigen Sie ein Passwort, das ist das letzte Wort auf der Folie 7, Modul 4 auf S. 133

Modul 1
Störungsbild AD(H)S

Modul 1 – Folie 2

Übersicht KAPPE

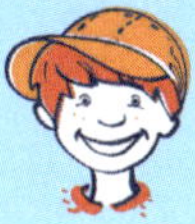

Insgesamt 4 Module

(Als Präsentation pro Modul ca. 2 Stunden, inkl. Pause)

Modul 1: Überblick über das Störungsbild

Modul 2: Erziehungsfragen, pädagogische Strategien mit Beispielen

Modul 3: Entstehungsbedigungen, Behandlungsmöglichkeiten

Modul 4: Schwierigkeiten der Kinder, Helfernetzwerk

Das Psychoedukations-Programm KAPPE ist in vier Einheiten unterteilt. In Modul 1 wird die Aufmerksamkeitsdefizit-/Hyperaktivitätsstörung nach den Kriterien der aktuellen Internationalen Klassifikation psychischer Störungen der Weltgesundheitsorganisation WHO (ICD-11) beschrieben (WHO; Hölzel und Berger 2024). Sie bekommen Einblicke in die zugrunde liegende Neurobiologie des Störungsbildes. Die Häufigkeit und Veränderungen der Symptome über die Lebenszeit und komorbide Störungen werden benannt und erklärt. Schließlich wird die Diagnostik der ADHS detailliert beschrieben.

In Modul 2 werden Tipps zur Erziehung gegeben, um alltägliche Herausforderungen besser meistern zu können. Neben den grundsätzlichen Bedürfnissen der Kinder mit ADHS werden auch typische Krisensituationen aufgeführt und lösungsorientiert besprochen. Bei der Präsentation sind hier die Eltern angehalten, eigene Erfahrungen einzubringen.

In Modul 3 werden Möglichkeiten der Psychotherapie und die medikamentöse Behandlung der ADHS detailliert besprochen. Die Wirkmechanismen der Medikamente werden anschaulich erklärt.

In Modul 4 geht es um Lebensbereiche außerhalb der Familie. Hier spielen die Schule und der Unterricht die größte Rolle. Pädagogische Strategien bei Kindern mit ADHS werden ausführlich besprochen. Außerdem geben wir einen Überblick über das Helfernetzwerk und Möglichkeiten zur Selbsthilfe.

Modul 1 – Folie 3

Übersicht Modul 1

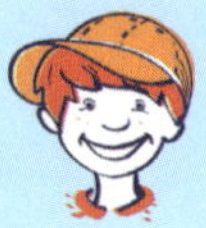

Die medizinischen Grundlagen der Aufmerksamkeitsstörungen

- **Aufmerksamkeit:** Was ist das eigentlich?
- **Klassifikation:** Was ist ADHS?
- **Symptomatik:**
  - Wie äußert sich ADHS?
  - Wie wirkt sich die Störung in den verschiedenen Lebensphasen aus?
  - Welche Störungen kommen oft hinzu?
- **Prävalenz:** Wie häufig ist ADHS?
- **Prädiktoren:** Wie ist der Krankheitsverlauf?
- **Komorbiditäten:** Welche Störungen treten oft gemeinsam mit ADHS auf?
- **Diagnostik:** Wie stellt der Arzt ADHS fest?

Im alltäglichen Sprachgebrauch werden die Begriffe Aufmerksamkeit und Konzentration oftmals synonym (gleichbedeutend) verwendet. Wir möchten dies im Folgenden etwas differenzierter darstellen. Wir verwenden in diesem Psychoedukations-Programm die Klassifikation der Weltgesundheitsorganisation (ICD-11 der WHO). Die Symptomatik kann vielseitig ausgeprägt sein und zeigt sich in unterschiedlicher Art und Weise in den verschiedenen Lebensbereichen und über die gesamte Lebensspanne hinweg. Das wird in Modul 1 im Detail erläutert. Die ADHS ist eine recht häufige Störung (mit hoher Prävalenz). Der Krankheitsverlauf wird durch verschiedene Faktoren beeinflusst (sogenannte „Prädiktoren"). Eine ADHS kann mit einer Reihe von Begleiterkrankungen („Komorbiditäten") einhergehen. Aus diesem Grund ist eine rechtzeitige Diagnostik und leitliniengerechte Behandlung bzw. der angemessene Umgang des Umfelds mit von ADHS Betroffenen äußerst wichtig.

Modul 1 – Folie 4

Was ist eigentlich …

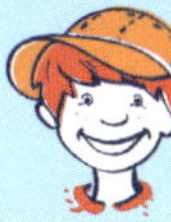

… Aufmerksamkeit?

Aufmerksamkeit ist die zeitlich begrenzte Steuerung der Informationsaufnahme und die Verarbeitung der wahrgenommenen Reize bzw. Informationen. Sie umfasst sowohl die aktive als auch die passive Aufmerksamkeit.

… Konzentration?

Konzentration ist die willentliche (aktive) und zeitlich begrenzte Ausrichtung der Aufmerksamkeit auf bestimmte Reize oder eine bestimmte Aktivität.
Der Begriff stammt von dem Lateinischen Wort *concentra* ab und bedeutet „zusammen" oder „zum Mittelpunkt hin".

… Vigilanz?

Als Vigilanz bezeichnet man den Zustand einer wachsamen Aufmerksamkeit über einen längeren Zeitraum hinweg, d. h. die andauernde Bereitschaft des Gehirns, auf Reize aus der Umgebung aufmerksam zu reagieren.

Das von vielen Kindern als „nervig" empfundene „Jetzt konzentrier dich doch mal!" bekommen Kinder mit einer ADHS regelmäßig zu hören. Wirklich hilfreich ist diese Ermahnung jedoch nicht.

Ergänzung Aufmerksamkeit:
Aufmerksamkeit ist die Grundlage aller unserer Denkprozesse und ist für die Aufnahme, das Speichern und das Erinnern von Informationen wichtig. Daher ist Aufmerksamkeit ein zentrales Thema, gerade für Lernprozesse in der Schule.

Wichtig für die Definition der Aufmerksamkeit ist die zeitliche Begrenzung. Man unterscheidet *passive* Aufmerksamkeit (reizgesteuert, z. B. eine Sirene) und *aktive* Aufmerksamkeit (selbstgesteuert und zielgerichtet, z. B. aufpassen im Unterricht). Die Lenkung der Aufmerksamkeit ist ein Lernprozess, der anfällig ist. Dies kann man gut bei Säuglingen beobachten, die bei einem hinzukommenden Reiz die ursprüngliche Aktivität unterbrechen und sich noch nicht aktiv für die Konzentration auf die ursprüngliche Beschäftigung entscheiden können. Kleinkinder lassen sich also leicht ablenken.

Eine Form der aktiven Aufmerksamkeit ist die *selektive* Aufmerksamkeit. Das bedeutet, dass nur bestimmte Reize beachtet werden (abzugrenzen von Wachheit). Die selektive Aufmerksamkeit wird unterteilt in *fokussierte* Aufmerksamkeit (einer bestimmten Aufgabe zugewandt, z. B. etwas suchen) und *geteilte* Aufmerksamkeit (mehrere Aufgaben gleichzeitig erledigen, z. B. mit dem Auto durch die Stadt fahren und gleichzeitig nach einer bestimmten Straße Ausschau halten).

Ergänzung Konzentration und Vigilanz:
Konzentration = willentliche und zielgerichtete Anstrengung, bestimmte Reize aufzunehmen (mit Betonung auf dem Willen) und **Vigilanz** = Wachsamkeit über einen längeren Zeitraum: die aufzunehmenden Reize treten selten auf, man muss also selten reagieren.

Menschen fällt generell leichter, die Vigilanz („Aufmerksamkeitsspanne") bei interessanten oder stark ansprechenden Reizen (z. B. bei Computerspielen) aufrechtzuerhalten, als dies bei monotonen, gleichförmigen, lang andauernden Tätigkeiten der Fall ist.

Modul 1 – Folie 5

Was ist ADHS?

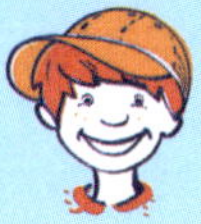

International anerkannte Krankheitsbezeichnung:

Aufmerksamkeitsdefizit-/Hyperaktivitäts-Störung (ADHS)

Hauptkriterien nach aktueller Klassifikation (ICD-11):

- Die Aufmerksamkeitsdefizit-/Hyperaktivitätsstörung ist durch ein anhaltendes Muster (mind. 6 Monate) von Unaufmerksamkeit und/oder Hyperaktivität und Impulsivität gekennzeichnet, das sich unmittelbar negativ auf die schulischen, beruflichen oder sozialen Leistungen auswirkt.
- Anzeichen für signifikante Unaufmerksamkeits- und/oder Hyperaktivitäts-/Impulsivitätssymptome vor dem 12. Lebensjahr, typischerweise in der frühen bis mittleren Kindheit, obwohl einige Betroffene erst später klinisch auffallen.
- Das Ausmaß der Unaufmerksamkeit und Hyperaktivität/Impulsivität liegt außerhalb der normalen Schwankungsbreite, die für das Alter und die entsprechende intellektuelle Leistungsfähigkeit erwartet wird.

Die ADHS ist eine neurobiologische Entwicklungsstörung. In der neuen Einteilung oder Klassifikation psychischer Störungen der Weltgesundheitsorganisation (ICD-11, Klassifikation der WHO) wird ADHS als Aufmerksamkeitsdefizit-/Hyperaktivitätsstörung (Code 6A05) als eine neuronale Entwicklungsstörung klassifiziert. Die Klassifikation in der ICD-11 orientiert sich eng an der amerikanischen Klassifikation nach DSM-5 und stellt die Weiterentwicklung der ICD-10 dar. Dabei ist „ICD" die Abkürzung von der englischsprachigen Bezeichnung „International Statistical Classification of Diseases and Related Health Problems". „ICD-10" ist die zehnte Version dieser Klassifikation, während „ICD-11" die elfte Version darstellt.

Modul 1 – Folie 6

Wie äußert sich ADHS? I

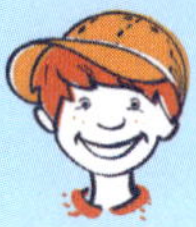

Kernsymptome:

- Aufmerksamkeitsdefizit
- Hyperaktivität
- Impulsivität

Die Kernsymptome können einzeln oder zusammen auftreten. Je nach Ausprägung gemischt, vorherrschend hyperaktiv/impulsiv, vorherrschend unaufmerksam.

Diese Folie zeigt eine Übersicht zu den Kernsymptomen der ADHS. Unter der Bezeichnung ADHS werden drei Erscheinungsformen unterschieden: die vorwiegend unaufmerksame, die vorwiegend hyperaktive/impulsive und die gemischte Ausprägung.

Die Kernsymptome sollten alle Teilnehmerinnen und Teilnehmer bzw. alle Leserinnen und Leser am Ende des ersten Moduls verinnerlicht haben. Daher werden die Symptome häufig wiederholt und sollten bei der Präsentation gezielt nachgefragt werden.

Die Symptome können sich je nach Alter des Kindes bzw. des oder der Jugendlichen unterscheiden: Bei jüngeren Kindern steht meist Hyperaktivität im Vordergrund, bei Älteren eher Unaufmerksamkeit und Impulsivität. Bitte darauf hinweisen, dass die Kernsymptome einzeln und gemeinsam auftreten können.

Modul 1 – Folie 7

Wie äußert sich ADHS? II

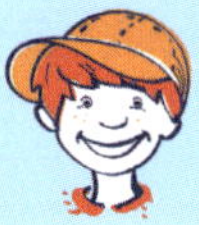

Die Kernsymptome können zu einer Reihe weiterer Auffälligkeiten führen, die unten aufgeführt werden.

Unaufmerksamkeit:
- erhebliche Schwierigkeiten, die Aufmerksamkeit für Aufgaben aufrechtzuerhalten, die keine hohe Stimulation oder häufige Belohnung bieten (z. B. Hausaufgaben versus PC-Spiel/Handy-Nutzung)
- Ablenkbarkeit
- Probleme bei der Organisation

Hyperaktivität: motorische Aktivität und Schwierigkeiten mit dem Stillhalten, die vor allem in strukturierten Situationen auftreten, die eine Selbstkontrolle des Verhaltens erfordern

Impulsivität: Tendenz, auf unmittelbare Reize hin zu handeln, ohne zu überlegen oder die Risiken und Folgen zu bedenken

Die Kernsymptome sowie die damit verbundenen weiteren Auffälligkeiten und Symptome werden in den Klassifikationssystemen der Weltgesundheitsorganisation detailliert aufgeführt (WHO; Hölzel und Berger 2024).

Modul 1 – Folie 8

Codierung nach ICD-11

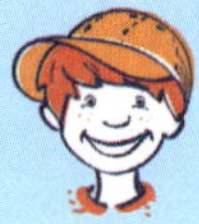

- ADHS, vorwiegend **unaufmerksames Erscheinungsbild** (ICD-11: 6A05.0)
- ADHS, vorwiegend **hyperaktives/impulsives Erscheinungsbild** (ICD-11: 6A05.1)
- ADHS, **gemischtes Erscheinungsbild** (ICD-11: 6A05.2)

Je nach Ausprägung/Erscheinungsbild zu klassifizieren als gemischt, vorwiegend hyperaktiv/impulsiv, vorwiegend unaufmerksam (6A05**.0** unaufmerksam, **.1** hyperaktiv **.2** gemischt)

ICD-11 **6A05.0** entspricht im DSM-5 **314.00-I** entspricht im ICD-10 **F98.8**

ICD-11 **6A05.1** entspricht im DSM-5 **314.00-HI** entspricht im ICD-10 **F90.8**

ICD-11 **6A05.2** entspricht im DSM-5 **314.01-C** entspricht im ICD-10 **F90.0**

Die Bezeichnung ADS wird nicht mehr eigenständig, wie etwa in der ICD-10, codiert, sondern als eine spezifische Präsentationsform der ADHS.

Modul 1 – Folie 9

Hinweise zur Klassifikation

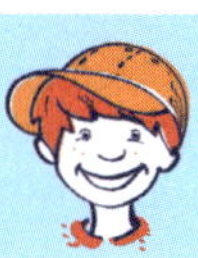

- Unterschiedliche spezifische Ausprägungen von unaufmerksamen und hyperaktiv-impulsiven Merkmalen.
- Merkmale können sich im Laufe der Entwicklung verändern.
- Symptome treten in verschiedenen Situationen oder Umgebungen auf: z. B. zu Hause, in der Schule, am Arbeitsplatz, bei Freund:innen oder Verwandten, beim Sport oder anderen Freizeitbeschäftigungen.
- Die Symptome können nicht durch psychische, verhaltensbezogene oder andere neurologische Entwicklungsstörungen erklärt werden.

Das relative Gleichgewicht und die spezifischen Ausprägungen von unaufmerksamen und hyperaktiv-impulsiven Merkmalen sind von Person zu Person unterschiedlich und können sich außerdem im Laufe der Entwicklung verändern. Damit eine Diagnose gestellt werden kann, müssen die Manifestationen der Unaufmerksamkeit und/oder der Hyperaktivität/Impulsivität in verschiedenen Situationen oder Umgebungen zu beobachten sein, wobei sie je nach Struktur und Anforderungen der Umgebung variieren können. Die Symptome lassen sich nicht besser durch eine andere psychische, verhaltensbezogene oder neurologische Entwicklungsstörung erklären und sie sind nicht auf die Wirkung einer Substanz oder eines Medikaments zurückzuführen.

Modul 1 – Folie 10

Ein Kind mit einem Aufmerksamkeitsdefizit …

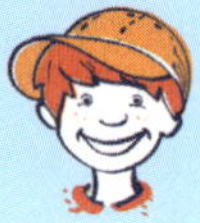

… beachtet Einzelheiten nicht.

… macht Flüchtigkeitsfehler.

… hat eine kurze Konzentrationsspanne.

… hat Probleme mit dem Zuhören.

… führt Anweisungen nicht durch.

… führt Aufgaben nicht zu Ende.

… ist desorganisiert, verliert viel.

… vermeidet anstrengende Aufgaben.

… ist leicht ablenkbar.

… ist vergesslich.

Finden Sie Beispiele für oben genannte Auffälligkeiten bei Ihrem Kind. Testen Sie, wie lange Ihr Kind die Konzentration aufrechterhalten kann, z. B. bei einer Hausaufgabe. Das kann Ihnen eine Orientierung darüber geben, wie ausgeprägt das Aufmerksamkeitsdefizit bei Ihrem Kind ist.

Hausaufgaben- und Lernsituationen sind oft sehr konflikthaft und ziehen sich oft zeitlich unverhältnismäßig in die Länge. Das Kind kann Anweisungen und Aufträge nur schwer selbstständig und vollständig umsetzen, zudem hat es oft Schwierigkeiten, Aufgaben zu beginnen (Prokrastination).

Je nachdem, wie viele der oben genannten Symptome erfüllt sind, können Sie erfassen, wie stark das Kind im Vergleich zu seinen Mitschülerinnen und Mitschülern beeinträchtigt ist. Solche Kinder wirken abwesend und verträumt, können dem Unterricht nicht folgen, brauchen viel Zuwendung und Strukturierung von außen. Fehler und Auslassungen häufen sich umso mehr, je länger eine Aufgabe dauert.

Modul 1 – Folie 11

Normale Aufmerksamkeitsspannen nach Lebensalter

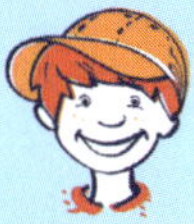

Lebensalter	Aufmerksamkeitsspanne	Bemerkungen
2 Jahre	4–6 Minuten	Stark von individuellen Faktoren abhängig
4 Jahre	8–12 Minuten	Kindergarten
6 Jahre	15–20 Minuten	Schule, 1. Klasse
10 Jahre	20–30 Minuten	Weiterführende Schule, 5. Klasse
12–16 Jahre	30–55 Minuten	z. B. E-Phase Oberstufe
Erwachsene	90 Minuten	Verkürzt sich in höherem Alter

Kinder mit ADHS können sich oft nur kurze Zeit auf eine Aufgabe konzentrieren. Ihre Aufmerksamkeit lässt schnell nach, besonders wenn eine Aufgabe langweilig oder schwierig ist. Sie lassen sich leicht von Geräuschen, anderen Kindern oder Dingen im Raum ablenken. Oft beginnen sie mit einer Aufgabe, beenden sie aber nicht. Manchmal springen sie von einer Tätigkeit zur nächsten, ohne einen Plan zu haben. Dabei vergessen sie wichtige Arbeitsschritte oder Regeln. In der Schule fällt es ihnen schwer, ruhig sitzen zu bleiben und dem Unterricht lange zu folgen. Sie melden sich manchmal nicht, sondern rufen dazwischen. Auch Hausaufgaben dauern oft länger oder werden vergessen. Das kann für die Kinder anstrengend und frustrierend sein. Sie möchten es meist gut machen, schaffen es aber nicht immer. Mit klaren Regeln, festen Abläufen, kurzen Pausen und viel Lob können Kinder mit ADHS besser lernen und ihren Alltag besser bewältigen.

Modul 1 – Folie 12

Ein Kind mit Hyperaktivität …

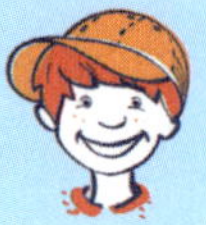

… zeigt andauernde übermäßige motorische Aktivität.

… hat einen ausgeprägten Bewegungsdrang.

… hat andauernde innere Unruhe.

… kann sich nicht ruhig beschäftigen.

… hat einen starken Rededrang.

Bekanntermaßen haben Kinder einen höheren Bewegungsdrang als Erwachsene. Darüber hinaus gibt es auch bewegungsfreudige Kinder, die nicht unbedingt im klinischen Sinne hyperaktiv sind. Diese Trennung ist nicht trivial. Entscheidend ist, dass das Kind sich aufgrund seiner Hyperaktivität nicht auf die Teilnahme am Unterricht einlassen kann und dadurch andere stört. Beispielsweise läuft das Kind während des Unterrichts umher, redet mit sich selbst und anderen Kindern, lenkt andere ab, kippelt mit dem Stuhl, macht Arbeitsmaterialien kaputt oder verlässt den Raum.

Häufig ist ein hohes Aktivitätsniveau schon im Kindergartenalter zu beobachten, z. B. in Sitzkreisen und bei anderen sitzenden Tätigkeiten, z. B. beim Basteln. Da Kinder im Kindergarten häufig ihren eigenen Interessen nachgehen dürfen und weniger an sie herangetragene Aufgaben erfüllen müssen, fällt die Hyperaktivität hier oft weniger deutlich auf. Lautes und überdrehtes Spielen und häufiges Wechseln der Tätigkeiten ist normal. Dem Bewegungsdrang der Kinder sollte in der Freizeit unbedingt entgegengekommen werden. Dennoch sollten Sie darauf achten, regelmäßig Situationen zu schaffen, in denen Ihr Kind für einen kurzen Zeitraum üben kann, zur Ruhe zu kommen. Beispiele für Hyperaktivität: Das Kind ist ständig in Bewegung, kann beim Essen nur schwer sitzen bleiben, macht Hausaufgaben im Stehen, zeigt starke innere Unruhe, hat ein sehr hohes Energieniveau.

Modul 1 – Folie 13

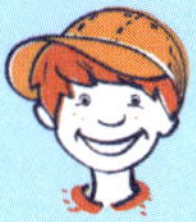

Ein impulsives Kind …

… ist ungeduldig, kann nicht abwarten.

… platzt mit Antworten heraus.

… unterbricht andere und stört.

… handelt voreilig und unbedacht.

… hat Wutanfälle.

… handelt trotz möglicher negativer Konsequenzen.

Impulsive Kinder sind sehr spontan, handeln oft voreilig und unbedacht, bedenken nicht ausreichend die möglichen Konsequenzen ihres Handelns. Es fällt ihnen schwer, aus Erfahrungen zu lernen. Daher machen betroffene Kinder oft die gleichen Fehler.

Impulsivität kann aber auch eine Ressource sein: Neugier, Enthusiasmus, Spontaneität, Entscheidungsfreudigkeit (das Kind springt eher auf den Zug auf, als dass es ihn verpasst).

Die Impulsivität im häuslichen Rahmen und in der Freizeit, gepaart mit Wutausbrüchen und trotzigen Verhaltensweisen, ist oft sehr herausfordernd für die Erziehungsberechtigten und das soziale Miteinander mit Gleichaltrigen. Beispiele: Das Kind ist ungeduldig, handelt ohne nachzudenken, ist voreilig, unterbricht, neigt zu Wutausbrüchen und starken Gefühlsäußerungen, ist gefahrenblind und dadurch unfallanfällig, andererseits kann es begeisterungsfähig und spontan sein.

In der Schule zeigt sich die Impulsivität besonders durch ungefragtes Dazwischenreden im Unterricht, übermäßiges Reden und Vordrängeln beim Sport, häufige Konflikte und körperliche Auseinandersetzungen mit anderen Kindern sowie spontane und respektlose Äußerungen gegenüber Lehrkräften.

Modul 1 – Folie 14

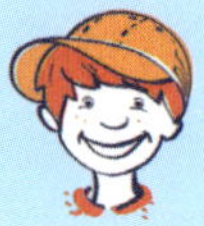

Die drei Ausprägungsformen der ADHS

nach ICD-11 (Hölzel und Berger 2024)

Vorwiegend unkonzentriert	► Geistig abwesend, gedankenverloren ► Langsame Verarbeitungsgeschwindigkeit ► Wiederholungsfehler ► Vergesslichkeit ► Reizüberflutung ► Selbstzweifel ► Bleibt häufig unerkannt ► Tritt häufiger bei Mädchen auf
Vorwiegend hyperaktiv-impulsiv	► Keine zwingende Konzentrationsproblematik ► Ausgeprägte motorische Unruhe ► Emotionsregulationsdefizite ► Impulskontrollstörung ► Sozialverhaltensschwierigkeiten
Gemischte Präsentation	► Klassisches Erscheinungsbild mit Symptomtrias

In der ICD-11 wird die Aufmerksamkeitsdefizit-/Hyperaktivitätsstörung (ADHS) in drei Ausprägungsformen unterschieden. Die erste ist die vorwiegend unaufmerksame Form, bei der vor allem Konzentrations- und Aufmerksamkeitsprobleme im Vordergrund stehen. Bei der vorwiegend hyperaktiv-impulsiven Form dominieren Bewegungsdrang, Unruhe und impulsives Verhalten. Die dritte Ausprägung ist die kombinierte Form, bei der sowohl Unaufmerksamkeit als auch Hyperaktivität und Impulsivität gleichzeitig deutlich ausgeprägt sind.

Diese Unterscheidung hilft dabei, die symptomatischen Schwerpunkte bei betroffenen Kindern besser zu erkennen und gezielter zu behandeln. Alle drei Ausprägungsformen fallen unter die ADHS-Diagnose der ICD-11. Es wird nicht mehr zwischen ADS (ohne „H“) und ADHS unterschieden.

Modul 1 – Folie 15

Andere mögliche Symptome der ADHS

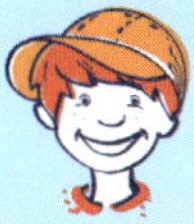

- Unstrukturiertheit (Desorganisation)
- Häufiges Wechseln der Tätigkeit
- Mangelnde Frustrationstoleranz
- Selbstwertproblematik
- Starke Stimmungsschwankungen
- Aggressivität
- Gefahrenblindheit
- Krakeliges Schriftbild
- Gedächtnislücken
- Bedürfnis nach starker Anregung
- Nicht altersentsprechendes Verhalten
- Probleme beim Einhalten von Regeln
- Zielgerichtetes Planen fällt schwer
- Stressintoleranz
- Einschlafprobleme

Viele der Symptome sind meist jetzt schon von den Eltern genannt worden. Deshalb sollten Sie die Symptome nur als Wiederholung nennen. Sie können ein Symptom herausgreifen, das Ihnen besonders wichtig erscheint, oder können ein bestimmtes Beispiel anführen.

An dieser Stelle der Präsentation kann ein kurzes Konzentrationsspiel erläutert werden, beispielsweise „Lehmann sagt: Daumen wickel-wackel“ oder „Kommando Bimberle“.

Die Selbstwertproblematik ist wichtig. Diese entwickelt sich meist aufgrund von Misserfolgen und Kritik. Durch ständige Vorwürfe kann ein nur bruchstückhaftes Selbstwertgefühl entstehen. Auch die Eltern sind nach Streitereien und Kontrollverlusten mit impulsiven Gefühlsausbrüchen häufig „zerknirscht“ und haben nicht selten ebenfalls Schuldgefühle. Die Kinder können ihr Verhalten oft selbst nicht ausreichend reflektieren, was zu Selbstzweifeln und Schuldgefühlen führt.

Bei Kindern und insbesondere bei Jugendlichen mit ADHS können unvermittelt starke Stimmungsschwankungen auftreten. Alle Gefühle werden extrem empfunden: Ärger, Leid, aber auch Freude. Man nennt das eine Störung der Emotionsregulation.

Bei ADHS besteht Reizoffenheit und Reizüberflutung. Die Betroffenen sind durch die vielen Reize schnell überfordert, weil die normale „Filterfunktion“ und die Fähigkeit zur Fokussierung fehlen.

Kinder mit ADHS fühlen sich häufig von Lehrkräften unverstanden und unfair behandelt, einfach auch, weil sie häufiger ermahnt und gemaßregelt werden müssen.

ADHS im Zeitverlauf

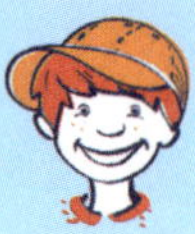

Unterschiedliche Symptome und Begleiterkrankungen im Laufe der Entwicklung:

- Säuglingsalter
- Kleinkindalter
- Grundschulalter
- Jugend
- Erwachsene

Die ADHS-Symptomatik ändert sich im Laufe des Lebens. Je nach Lebensphase ist sie unterschiedlich ausgeprägt: Einige Symptome treten deutlicher hervor, andere bilden sich zurück. Auch die komorbiden Störungen (d. h. Begleiterkrankungen) können je nach Lebensphase variieren. Daher ist es wichtig, sich vor Augen zu halten, in welcher Lebensphase der oder die Betroffene sich befindet.

Typischerweise erfolgt die Diagnosestellung im Grundschulalter, sie kann aber nach eingehender Anamnese- und Befunderhebung auch im Jugendalter und bei Erwachsenen rückblickend gestellt werden.

Eine komorbide Störung (häufig einfach auch „Komorbidität“ genannt) ist eine Begleiterkrankung oder Störung, die zusätzlich zur ADHS besteht (z. B. Depression, Angst, Störungen des Sozialverhaltens).

Modul 1 – Folie 17

Symptome der ADHS im Säuglingsalter

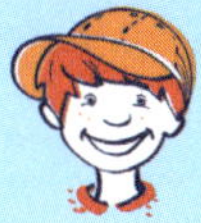

Mögliche Hinweise auf frühkindliche Regulationsschwierigkeiten sind:

- Hohe Sensibilität
- Schnelle Irritabilität
- Häufiges Schreien
- Schwierigkeiten beim Füttern
- Hohes Energieniveau

Kinder mit ADHS sind trotz intensiver Versorgung häufig unzufrieden. Das bedeutet eine erhöhte Stressbelastung der Eltern. Viele Eltern fühlen sich schuldig und unfähig, ihr Kind zu beruhigen, und müssen sich zudem häufig Vorwürfe von anderen anhören. Die Symptome im Säuglings- und Kleinkindalter sind meist unspezifisch. Daher wird die Diagnose meist erst im Grundschulalter gestellt.

Modul 1 – Folie 18

Symptome der ADHS im Kleinkind- und Vorschulalter

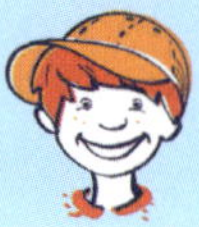

Typisch für diese Altersgruppe sind folgende Auffälligkeiten:

- Motorische Unruhe
- Kann nicht lange spielen
- Erregungszustände
- Grob gegenüber Gleichaltrigen
- Regelübertretungen
- Ausgedehntes Trotzverhalten
- Wird schnell wütend

Welche Störungen kommen oft hinzu?

- Störung der Sprachentwicklung
- Umschriebene Störungen der motorischen Funktionen
- Verzögerte Sauberkeitsentwicklung

– Hier kann der oder die Vortragende auf die unspezifische ADHS-Symptomatik eingehen. In diesem Alter sind die Kernsymptome allerdings schon sehr viel deutlicher erkennbar.
– Nennen Sie Beispiele!
– Zum typischen Stress im Kindergarten gehört: Regeln übertreten, die Gruppe sprengen (z. B. im Stuhlkreis), trotziges Verhalten.
– Beispiel: Kinder bauen im Sandkasten eine Burg. Sie grenzen einen Jungen aus, weil er nicht ruhig im Sand spielen kann. Er ärgert sich und macht die Burg kaputt. Aus der Frustration heraus erfolgt eine externalisierende Problemverarbeitung.

Betroffene Kinder …

… wollen immer im Mittelpunkt stehen.
… halten Frustrationen nur schwer aus und können nicht abwarten.
… fangen häufig früh an zu laufen, sind ständig in Bewegung, haben oft hartnäckige Schlafstörungen.
… können Gefahren schlechter einschätzen und sind daher unfallgefährdet.
… versuchen alles einzufordern, zeigen oppositionelles Verhalten, sind eigensinnig, stur, rechthaberisch.
… ecken überall an, alles wird zu einem Problem.
… ignorieren Verbote.
… können ihre Kraft oft nur schwer dosieren.
… erleben Kränkungen, Misserfolge und Niederlagen besonders heftig.

Modul 1 – Folie 19

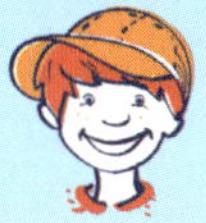

ADHS im Grundschulalter

Typisch für diese Altersgruppe sind folgende Auffälligkeiten:

- Ablenkbarkeit
- Kurze Konzentrationsspanne
- Motorische Unruhe
- Impulsivität
- Aggressionen
- Gefahrenblindheit
- Distanzlosigkeit
- Schulleistungsstörungen
- Geringe Frustrationstoleranz
- Tagträumereien, Gedankenverlorenheit

Welche Störungen kommen oft hinzu?

- Teilleistungsstörungen (z. B. LRS)
- Oppositionelle Störung
- Störung des Sozialverhaltens
- Angststörung
- Depressive Störungen
- Tic-Störungen

- Fragen Sie die Eltern, ob ihre Kinder im Grundschulalter oder ob sie jünger bzw. älter sind.
- Häufig tritt erst in diesem Alter die typische Symptomatik (z. B. die Aufmerksamkeitsproblematik) in den Vordergrund.
- Erklären Sie kurz die Tic-Störung (auch in Abgrenzung zu Zwangshandlungen), weil mögliche Tics bei der Frage nach der richtigen Medikation eine Rolle spielen.
- Nennen Sie die Lese-Rechtschreibstörung (LRS) als häufige komorbide Störung.

- Die Schulnoten schwanken meist stark, je nach Interesse des Kindes an dem jeweiligen Fach.
- Das Kind hat häufig große Probleme zu planen, zu strukturieren und klare Vorgaben einzuhalten. Diese Schwierigkeiten treten insbesondere bei Gruppenarbeiten und beim freien Arbeiten auf.
- Eine zusätzliche Lese- und Rechtschreibstörung oder Rechenstörung erfordert einen umfassenden Nachteilsausgleich.
- Komorbide Störungen sind nicht geschlechtsspezifisch.

Modul 1 – Folie 20

ADHS bei Jugendlichen

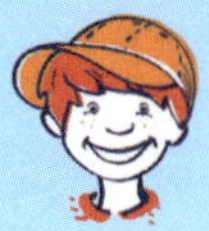

Typisch für diese Altersgruppe sind folgende Auffälligkeiten:

- Leistungsschwäche mit z. B. Klassenwiederholung oder Schulwechsel
- Starke Aufmerksamkeitsstörung
- Aggressionen
- Oppositionelles Verhalten
- Stimmungslabilität, Unausgeglichenheit
- Leichte Beeinflussbarkeit
- Hohe Risikobereitschaft
- Delinquenz
- Oft nimmt die Hyperaktivität ab, dafür kann Nervosität auftreten
- Schulvermeidung/Schwänzen
- Prokrastination

Welche Störungen kommen oft hinzu?

- Substanzmissbrauch
- Störung des Sozialverhaltens
- Depressive Störungen

Erwähnen Sie nur auf Nachfrage der Eltern Studienergebnisse zum Thema Drogen und ADHS-Medikation, um Verunsicherung zu vermeiden. Studien haben ergeben, dass medizierte Jugendliche im späteren Krankheitsverlauf ein geringeres Risiko für Drogenkonsum haben als nicht-medizierte Jugendliche. Hier geht es lediglich um das Risiko für späteren Drogenkonsum, denn nicht alle Jugendliche, die nicht mediziert wurden, nehmen später Drogen! (Molina et al. 2018)

Bei Jugendlichen mit ADHS ist Folgendes zu beobachten:

- Probleme können sich während der Pubertät verstärken, andererseits verbessert sich die Symptomatik bei ca. einem Drittel der Patient:innen in dieser Zeit dramatisch.
- Gefühle treten zunehmend in den Mittelpunkt, es treten häufiger emotionale Entgleisungen auf.
- Der oder die Jugendliche scheint oft „zwei Gesichter" zu haben: Er oder sie kann sehr sensibel und mitfühlend sein, kann sich aber auch maßlos egozentrisch und rücksichtslos verhalten.
- Häufig spielt sich das Leben in Extremen ab: Schwarz-Weiß-Denken herrscht vor („emotionale Achterbahn").
- Der oder die Jugendliche sucht ständig nach sofortiger Bedürfnisbefriedigung und nach schneller Belohnung.
- Jugendliche fühlen sich stark gelangweilt.

- Aufgrund der subjektiv wahrgenommenen chronischen Unterstimulierung benötigt der oder die Jugendliche ständig äußere Reize. Er oder sie sucht riskante Situationen auf, um ein Gefühl der Spannung zu erfahren und sich lebendig zu fühlen. Häufig werden Extremsituationen aufgesucht, was das Risiko bergen kann, in die Kriminalität abzugleiten.
- Jugendliche bleiben häufig unter ihren Möglichkeiten.
- Jugendliche mit ADHS sind **suchtgefährdet**. Sie fangen früher an zu rauchen und werden entsprechend früher nikotinabhängig. Nikotin wirkt im Gehirn auf ähnliche Weise wie Stimulanzien: Sie erhöhen die Verfügbarkeit des Neurotransmitters Dopamin. Drogen sind eine schädliche Möglichkeit, sich schnell ein Glücksgefühl zu verschaffen, ohne eine Leistung erbringen zu müssen.
- Wie bei Kindern sind auch bei Jugendlichen **komorbide Störungen** häufig. Manche Jugendliche verarbeiten ihre Probleme eher internalisierend, was zu Selbstwertproblemen oder Depression führen kann, während andere Jugendliche externalisierend reagieren und z. B. eine Störung des Sozialverhaltens entwickeln.

Modul 1 – Folie 21

ADHS bei Erwachsenen

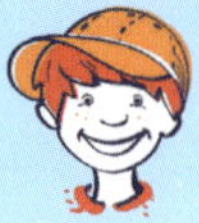

Typisch sind folgende Auffälligkeiten:

- Aufmerksamkeitsstörung, Vergesslichkeit
- Desorganisiertes Verhalten
- Innere Unruhe
- Affektlabilität (d. h. Stimmungsschwankungen)
- Erhöhte emotionale Reizbarkeit
- Impulsivität, riskantes Verhalten
- Hohes Aktivitätsniveau
- Verminderte Stresstoleranz
- Erhöhtes Unfallrisiko

Welche Störungen kommen oft hinzu?

- Auch wenn andere psychischen Störungen bei Erwachsenen nicht selten als Begleiterkrankungen vorliegen (z. B. Suchterkrankungen), besteht die Gefahr irrtümlicher Diagnosestellungen, da Symptome der ADHS mit Symptomen anderer psychischer Erkrankungen verwechselt werden können (z. B. Persönlichkeitsstörungen).

Im Zuge der ADHS-Diagnostik beim Kind kommt es nicht selten auch bei den Eltern zur Verdachtsdiagnose ADHS, denn die Eltern von Kindern mit ADHS erkennen sich bei der Beschreibung der Auffälligkeiten oft wieder. Wenn Eltern sagen, sie hätten selbst ADHS, sollten Sie nachfragen, ob und wo die Diagnose gestellt wurde. Falls nicht, ist eine entsprechende Untersuchung zu empfehlen. Erwachsene mit ADHS sind nicht selten wegen einer anderen Störung (z. B. Depression, Persönlichkeitsstörung, Schlafstörungen) in psychiatrischer oder psychotherapeutischer Behandlung. Im Zuge dieser Behandlung wird dann manchmal auch ADHS festgestellt.

In diesem Zusammenhang stellt sich häufig die Frage nach der Vererbung von ADHS. Die Neigung, ADHS zu entwickeln, wird vererbt. Bei eineiigen Zwillingen beträgt die Wahrscheinlichkeit 70–80 % (u. a. Faraone und Larsson 2019), dass bei einem betroffenen Zwilling der andere Zwilling ebenfalls ADHS hat. Die Geschwister, Eltern und andere nahe Verwandte haben ein ca. 3–5-mal erhöhtes Risiko, ebenfalls ADHS zu haben. Darüber hinaus spielen im Laufe der Entwicklung Umwelteinflüsse eine nicht unbedeutende Rolle.

Meist verläuft das Leben der Betroffenen nicht geradlinig. Oft erreichen sie nur über berufliche Umwege ihr Ziel (Klassen wiederholen, Schulen wechseln, Ausbildungen abbrechen, nicht für Berufsweg entscheiden können).

Die Arbeitshaltung in Studium oder Beruf bleibt oft ein Problem: Nur unter Druck und auf den „letzten Drücker“ wird etwas erledigt oder abgeschlossen. Die Betroffenen können aber auch in mancherlei Hinsicht „genial“ sein, vorausgesetzt, es besteht in dieser Hinsicht ein ausgeprägtes Interesse oder eine hohe Motivation.

Die Betroffenen haben vor allem Schwierigkeiten in der Bewältigung des Alltags: Sie vergessen Termine, verlegen wichtige Gegenstände (z. B. Portemonnaie, Werkzeuge, Brille) oder Schriftstücke (z. B. Zeugnisse, Bescheinigungen) und verlieren den Überblick über wesentliche Dinge des Alltags (z. B. Termine, Verabredungen). Auch geraten sie durch ihre Impulsivität häufiger in soziale Schwierigkeiten, z. B. Probleme in der Partnerschaft oder im Kollegium und Freundeskreis. Meist besteht eine ausgeprägte Stressintoleranz. Häufig ist die Stimmung wechselhaft. Erlebnisse werden oft sehr intensiv, aber zugleich auch nur flüchtig und oberflächlich wahrgenommen.

Denken Sie daran, dass die Wahrscheinlichkeit hoch ist, dass mindestens ein Elternteil auch von ADHS betroffen sein könnte und deshalb möglicherweise negative Vorerfahrungen aus der eigenen Kindheit mit dem Schulsystem hat. Die Eltern könnten dazu neigen, impulsiv zu reagieren und Vereinbarungen im Rahmen ihres eigenen Aufmerksamkeitsdefizits nicht wie gewünscht umzusetzen. Achten Sie darauf, diese Eltern nicht zu überfordern und ein wertschätzendes, verständnisvolles Verhältnis zu pflegen.

Modul 1 – Folie 22

ADHS: Komorbiditäten

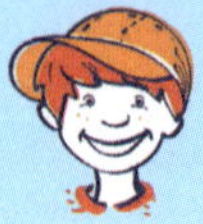

- Bis zu 85 % mit einer zusätzlichen komorbiden psychischen Erkrankung
- In 60 % der Fälle multiple Komorbiditäten

Im Kindesalter:

- 30–50 % mit Sozialverhaltensstörung
- 25 % mit Angststörung
- 15–20 % mit Depression
- 10–25 % mit Lernstörungen
- deutlich häufiger Entwicklungsstörungen
- 30 % Tic-Störungen
- Schlafprobleme, Allergien, Atopien

Im Jugend- und Erwachsenenalter:

- Sozialverhaltensstörung (meist nachlassend)
- Substanzkonsum und Abhängigkeitssyndrome
- Exzessive Internetnutzung und Onlineabhängigkeit
- Delinquenz
- Depression

Außerdem besteht vor allem bei unbehandelter ADHS eine erhöhte Wahrscheinlichkeit für Risikoverhalten, einen ungesünderen Lebensstil, ungewollte Schwangerschaften und ein erhöhtes Unfall- und Suizidrisiko (Faraone et al. 2021).

Eine ADHS ist also keine „Kinderkrankheit", die sich auswächst, wenngleich in etwa einem Drittel der Fälle die Symptome im Zeitverlauf nachlassen oder ganz verschwinden. Eine adäquate Behandlung und ein professioneller Umgang mit den Auffälligkeiten im Kindes- und Jugendalter können vor Folgen wie Nachteilen in der schulischen und beruflichen Ausbildung, Arbeitslosigkeit und Abhängigkeitserkrankungen schützen.

Machen Sie sich bewusst, dass Begleiterkrankungen die Regel und nicht die Ausnahme sind, und nehmen Sie frühzeitig Hilfen in Anspruch.

Symptome einer ADHS können bei guter Begabung oder Hochbegabung lange wettgemacht werden und fallen deshalb gelegentlich erst in höheren Schulklassen auf. Die Motivation für den Schulbesuch bzw. die Mitarbeit kann bei Unter- und Überforderung leiden und die eigentlichen ADHS-Symptome überdecken.

Wenn Sie den Eindruck haben, dass ein Kind deutlich mehr leisten könnte und regelmäßig unter seinen Möglichkeiten bleibt (sogenannte „underachiever"), könnte ein ADHS dahinterstecken und eine Abklärung sinnvoll sein.

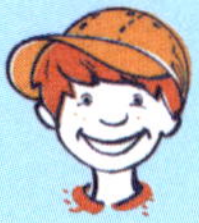

Diagnosestellung

- Frage nach den **Kernsymptomen in Selbst- und Fremdbeurteilung**
- Frage nach der **Dauer, Häufigkeit** und **Stärke** der Symptomatik
- Frage nach der **Entwicklung** des Kindes
- Frage nach der **Familiensituation**
- Frage nach **anderen Lebensbereichen**
- Frage nach den **psychischen Auffälligkeiten** und **Verhaltensbeobachtung**
- Abklärung anderer **Ursachen** für die Symptomatik
- **Testpsychologische Untersuchung,** inkl. Leistungsdiagnostik
- Frage nach **komorbiden Störungen**

Lassen Sie an dieser Stelle das Publikum die in der Folie genannten Themenbereiche mit konkreten Beispielen ausfüllen.

Die Untersuchung dient neben der Diagnosestellung auch dem Ausschluss anderer Erkrankungen (Differentialdiagnose). Dazu ist die ausführliche Exploration der Eltern und des Patienten bzw. der Patientin erforderlich, was üblicherweise eine Stunde dauert (Erstgespräch). Danach finden die testpsychologischen Untersuchungen statt und schließlich erfolgt eine Besprechung der Ergebnisse mit der Familie und einer schriftlichen Zusammenfassung der Ergebnisse (Befundbericht).

Hinweise in den Zeugnissen sind oft rückblickend sehr hilfreich in der Diagnosestellung, ebenso Ihre eigenen Eindrücke aus dem Unterricht. Für Diagnostik und Behandlung ist eine Kooperation aller Beteiligten von entscheidender Bedeutung.

Modul 1 – Folie 24

Testpsychologische Diagnostik

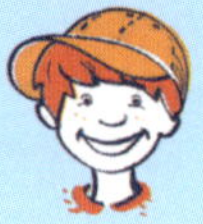

- **ADHS-spezifischer Fragebogen**
  - Fremdbeurteilung durch die Eltern, Lehrer:innen, Erzieher:innen und Selbstbeurteilung (sofern möglich)
- **Testpsychologische Untersuchung**
  - Intelligenztest
  - Aufmerksamkeitsüberprüfung
- **Eventuell: Lese- und Rechtschreib-, Rechentests**

An dieser Stelle kann gut erklärt werden, wie ein Intelligenztest funktioniert und was der Intelligenzquotient (IQ) bedeutet.

Kinder und Jugendliche mit ADHS haben in der Regel eine durchschnittliche Intelligenz. Ein Intelligenztest ist zum Ausschluss einer schulischen Überforderung und Unterforderung und zur Verhaltensbeobachtung wichtig. Ein Intelligenztest misst die kognitive Leistungskapazität eines Menschen. Überprüft werden das Sprachvermögen und das logische Denken. Der Intelligenzquotient richtet sich nach der Gauss'schen Normalverteilung. Der normale Wert wird mit 100 beziffert. Die Standardabweichung im Normbereich liegt zwischen 85 und 115. Einen durchschnittlichen IQ haben ca. 70 % aller Menschen. Bei einem Wert von unter 85 spricht man von niedriger Intelligenz (13 %) und bei einem Wert von über 115 von hoher Intelligenz (13 %). Eine Hochbegabung (2 %) liegt bei einem IQ ab 131 vor. Eine deutliche kognitive Behinderung (2 %) liegt bei einem IQ unterhalb von 60 vor.

Modul 1 – Folie 25

Differenzialdiagnosen und Komorbiditäten

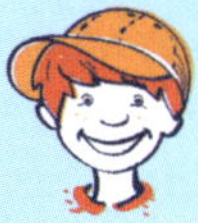

- Organische und Stoffwechselerkrankungen
- Entwicklungsbedingte Hyperaktivität als Reifungsvariante
- Bindungsstörungen
- Oppositionelle Verhaltensstörungen
- Affektive Störungen
- Bewegungsunruhe und gesteigerte Erregbarkeit bei geistiger Behinderung
- Autismus-Spektrum-Störung
- Fetales Alkohol-Syndrom und andere Noxen

Hier sollten nur einige Punkte genannt werden, z. B. eine Schilddrüsenerkrankung. Die Frage einer Bindungsstörung sollte bedacht werden. Dazu ist es wichtig, die Lebensumstände des Kindes in den ersten Lebensjahren zu erfragen.

Im Falle einer Bindungsstörung liegt oft eine Enthemmung vor: Die Kinder sind meist auffällig distanzlos und unangemessen vertrauensselig. Diese Störung kommt bei schwerer Vernachlässigung in frühem Kindesalter vor.

Symptome einer ADHS können zum Teil durch andere Erkrankungen hervorgerufen werden oder sind Reaktionen auf psychosoziale Belastungen (z. B. Konflikte im Freundeskreis, der Familie, Krankheiten, Todesfälle etc.). Autismus-Spektrum-Störungen gehen oft mit einer Aufmerksamkeitsstörung einher.

Modul 1 – Folie 26

Wie häufig ist ADHS?

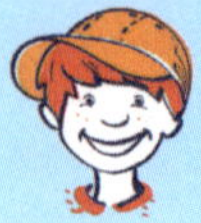

- **Häufigkeit**
  - Bei Kindern und Jugendlichen ca. 5 %
  - Bei Erwachsenen ca. 2 %
- **Geschlechtsverteilung**
  - Bei Kindern und Jugendlichen ca. 4♂ : 1♀
  - Bei Erwachsenen ca. 2♂ : 1♀

Als **Prävalenz** bezeichnet man die Häufigkeit einer Krankheit oder eines Symptoms in einer Bevölkerung zu einem bestimmten Zeitpunkt oder während eines definierten Zeitraums (z. B. ein Jahr, Lebenszeit). Die Prävalenz entspricht der Wahrscheinlichkeit, mit der jede:r Einzelne betroffen sein kann.

Ein **Prädiktor** ist ein Merkmal, das erlaubt, die Wahrscheinlichkeit für das Eintreffen eines Ereignisses anzugeben (z. B. für einen guten oder einen schlechten Krankheitsverlauf).

Im Schulalter beträgt die Prävalenz der Störung 3–5 % (APA 1996).

Die Prävalenzraten unterscheiden sich je nach angewendetem Klassifikationssystem und zugrunde liegender Untersuchungsmethode recht stark (Faraone et al. 2003).

In Deutschland liegt die Prävalenz diagnostizierter ADHS-Fälle bei 4,9 % (Döpfner 2000).

Jungen sind 3- bis 9-mal häufiger betroffen als Mädchen (Döpfner et al. 2000).

Eine aktuelle Metaanalyse einer australischen Forschergruppe (Ayano et al. 2023) fand eine Prävalenz von 8 % bei Kindern und Jugendlichen bei einem Geschlechterverhältnis von ca. 2♂ : 1♀, d. h. eine Prävalenz von 10 % bei Jungen und 5 % bei Mädchen. Das unaufmerksame Erscheinungsbild wurde am häufigsten diagnostiziert.

Modul 1 – Folie 27

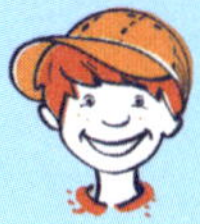

Wie ist der Störungsverlauf?

- ADHS kann bis ins Erwachsenenalter fortbestehen, wenngleich mit etwas anderer Symptomatik.
- Bei etwa 30 % der von ADHS betroffenen Kindern und Jugendlichen ist das Vollbild von ADHS im Erwachsenenalter nicht mehr nachweisbar.
- Bei etwa 70 % bleibt die Störung jedoch bestehen.

In vielen Fällen bleibt die ADHS-Symptomatik bis ins Erwachsenenalter bestehen. Vereinzelt treten Spätdiagnosen noch im vierten bis fünften Lebensjahrzehnt auf. Durch die ADHS-Symptomatik besteht eine hohe psychosoziale Belastung mit verminderter Lebensqualität, häufigen Beziehungsproblemen und Problemen mit Bezug zum Arbeitsplatz (D'Amelio et al. 2024; Roy und Ohlmeier 2025).

Die ADHS-Symptomatik kann sich über die Lebensspanne hinweg deutlich verändern. Für die Diagnostik ist die aktuelle Selbstbeschreibung und die retrospektiv betrachtete Symptomatik in Kindheit und Jugend sehr wichtig, während die Therapie auf die gegenwärtige Symptomatik und die aktuellen Lebensumstände ausgerichtet sein sollte (D'Amelio et al. 2024; Roy und Ohlmeier 2025).

Modul 1 – Folie 28

Zusammenfassung

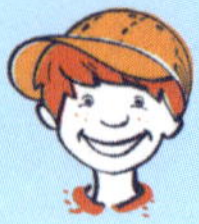

- **Symptomatik** von AD(H)S
- **Diagnostik**
- **Komorbiditäten** von AD(H)S
- **Krankheitsverlauf**

Aufmerksamkeit: Was ist das eigentlich?
Klassifikation: Was ist ADHS?
Symptomatik: Wie äußert sich AD(H)S, wie wirkt sich die Störung auf die verschiedenen Lebensbereiche aus und welche Störungen kommen oft hinzu?
Diagnostik: Wie stellt der Arzt ADHS fest?
Prävalenz: Wie häufig ist ADHS?
Prädiktoren: Wie ist der Krankheitsverlauf?

Modul 2
Erziehungsstrategien und Umgang mit typischen Konfliktsituationen

Modul 2 – Folie 2

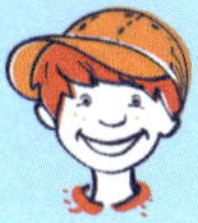

Zusammenfassung des letzten Moduls

- Welche **Themen** wurden besprochen?
- Was war Ihnen **besonders wichtig**?
- Haben Sie Ihr **Kind wiedererkannt**?

Rekapitulieren Sie mit den Kursteilnehmenden folgende Punkte:

- Klassifikation: Was ist ADHS?
- Aufmerksamkeit: Was ist das eigentlich?
- Symptomatik: Wie äußert sich AD(H)S und wie wirkt sich die Störung auf die verschiedenen Lebensbereiche aus?
- Komorbidität: Welche Störungen kommen oft hinzu?
- Prävalenz: Wie häufig ist ADHS?
- Prädiktoren: Wie ist der Krankheitsverlauf?
- Diagnostik: Wie stellt der Arzt ADHS fest?

Modul 2 – Folie 3

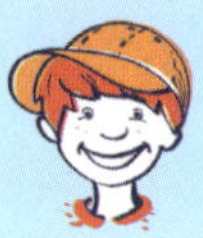

Übersicht Modul 2

Wie kann ich meinem Kind den Alltag in Familie, Schule und Freizeit erleichtern?

- Welche **Regeln** sind sinnvoll und wie führe ich neue Regeln ein?
- Warum ist **Loben** wichtig und wie lobe ich richtig?
- Wann ist ein **Verstärkerplan** sinnvoll und wie führe ich ihn ein?
- Welche **Konsequenzen** sind sinnvoll und wie setze ich sie ein?

Es gibt kein Patentrezept für den Umgang mit einem so komplexen Störungsbild wie ADHS. In den nächsten beiden Modulen werden die wichtigsten pädagogischen Regeln besprochen, die sich bei Kindern und Jugendlichen mit ADHS bewährt haben. Das Modul 2 lässt auch Raum zur Vorstellung persönlicher Erziehungsprobleme und zur Diskussion, denn Kinder mit ADHS haben zwar sich überschneidende Symptome, aber dennoch ist jedes Kind in jeder Familie und auch an jeder Schule individuell im Kontext seines sozialen Umfeldes zu betrachten.

Modul 2 behandelt Erziehungsfragen und pädagogische Ansätze bei Kindern und Jugendlichen mit ADHS. Bei der Einschätzung der Symptomatik spielen viele Faktoren eine Rolle, die in den verschiedenen Lebensbereichen nicht außer Acht gelassen werden dürfen. Das heißt, pädagogische Interventionen müssen auch immer im Rahmen der Möglichkeiten erfolgen. Dafür sind die jeweiligen Umstände zu benennen, um Erwartungen realistisch überprüfen und entsprechend handeln zu können.

Modul 2 – Folie 4

Warum sind Regeln sinnvoll?

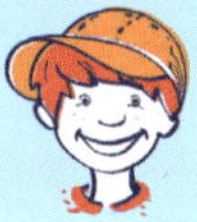

Regeln ...

... sind die **Grundlage** des „Miteinanders“ (z. B. in der Schule: Klassenregeln, Gesprächsregeln);

... vermitteln **Sicherheit und Struktur**;

... geben eine **Orientierung** in der Gesellschaft;

... zeigen **Grenzen** auf;

... können **Routine** vermitteln.

Je wichtiger eine Regel für Sie ist, desto eher werden Sie für deren Einhaltung sorgen!

Regeln sind für jedes Familiensystem hoch individuell!

Diese Folie zeigt eine Übersicht zum Thema „Regeln“. Auf den nächsten Folien werden verschiedene Beispiele für den Umgang mit Regeln vorgestellt. Regeln sind für Kinder und Jugendliche mit ADHS aufgrund der Beeinträchtigung ihrer Exekutivfunktionen besonders wichtig. Regeln sollten eindeutig sein und konsequent eingehalten werden. Strukturen können zu Routinen werden und damit den Alltag erleichtern.

Spannend wird es, wenn die Regeln im Elternhaus nicht mit den Regeln der Schule übereinstimmen. Daher ist es vor allem bei Kindern mit ADHS wichtig, dass Eltern und Lehrkräfte sich bezüglich der für Schülerinnen und Schüler geltenden Regeln abstimmen, damit es nicht zu Missverständnissen kommt.

Modul 2 – Folie 5

Welche Regeln sind sinnvoll?

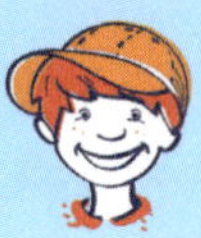

Richtwerte für den Medienkonsum (Bildschirmmedien)

- Unter 3 Jahre: keine Bildschirmmedien!
- 3–6 Jahre: bis zu 30 Min. täglich
- 6–9 Jahre: 30–45 Min. täglich
- 10–12 Jahre: ca. 60 Min. täglich
- 13–14 Jahre: 1,5 Stunden pro Tag oder 10,5 Stunden pro Woche
- 15–16 Jahre: 2,5 Stunden pro Tag oder 14–17,5 Stunden pro Woche

Richtwerte für das Schlafen

- Kindergartenkinder: 11–12,5 Stunden pro Nacht
- Grundschulkinder: 9–13 Stunden pro Nacht
- Jugendliche: 8–10 Stunden pro Nacht

Essen

- Mindestens eine gemeinsame Mahlzeit täglich (medienfrei!)

An dieser Stelle können Sie die Eltern nach dem Alter ihrer Kinder und nach ihrer Vorstellung von den offiziellen Richtwerten für Medienkonsum und Schlafzeiten fragen.

Die Einhaltung der Schlafmenge ist deshalb so wichtig, weil sonst die Konzentrationsfähigkeit beeinträchtigt ist und die kognitive Leistungsfähigkeit abnimmt.

Mindestens eine gemeinsame Mahlzeit pro Tag zur Förderung der familiären Gemeinsamkeiten und zum Austausch über Alltägliches ist empfehlenswert. Als regelmäßiges Ritual vermittelt die gemeinsame Mahlzeit dem Kind eine Struktur. Darüber hinaus können bestimmte Anforderungen an das Kind, beispielsweise still sitzen zu bleiben, eingeübt werden. (Bundesinstitut für öffentliche Gesundheit – Richtwerte zum Schlaf, Richtwerte Medienkonsum Kindergesundheit-info.de; barmer.de)

Kinder und Jugendliche mit ADHS haben eine besondere Affinität zum Medienkonsum. Das hängt mit dem Belohnungssystem des Gehirns zusammen. Dieses wird in Modul 3 ausführlich besprochen. Dementsprechend schwierig kann es sein, Grenzen zu setzen, sodass es zu heftigen Konflikten kommen kann. Dennoch sind Grenzen genauso wichtig wie bei Kindern, die nicht unter ADHS leiden.

Die gesundheitsschädliche Wirkung von übermäßigem Online-Medienkonsum auf das Gehirn ist wissenschaftlich gut belegt. Die Schädigung und Veränderung in bestimmten Hirnarealen wirken sich auf das Belohnungssystem aus. Zudem beeinflusst übermäßiger Onlinekonsum die Emotionsregulation und die Impulskontrolle sowie das Risikoverhalten von Kindern und Jugendlichen. Bemerkenswert ist, dass die Auffälligkeiten im Gehirn bei Menschen mit ADHS denen bei einer Internet-Spielsucht ähneln. Das bedeutet, dass Kinder und Jugendliche mit ADHS wahrscheinlich weniger Online-Medienkonsum betreiben sollten als Kinder und Jugendliche ohne ADHS (Gao X et al. 2021).

Aufgrund unserer klinischen Erfahrung mit Kindern und Jugendlichen mit und ohne ADHS sind wir Befürworter einer handyfreien Schule. Es würde auch die Auswüchse von Gewaltverherrlichung im Internet bei Schülerinnen und Schülern begrenzen. Außerdem sollte es Aufgabe der Schule sein, den Schülerinnen und Schülern einen verantwortungsvollen Umgang mit dem Internet und seinen Möglichkeiten zur Informationsgewinnung beizubringen.

Modul 2 – Folie 6

Dauer für die Hausaufgaben

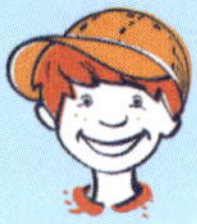

Richtwerte für die tägliche Dauer der Hausaufgaben:

1./2. Klasse:	bis 30 Min.
3./4. Klasse:	bis 60 Min.
5./6. Klasse:	bis 90 Min.
7.–10. Klasse:	bis 120 Min.

Die in der Folie angegebenen Richtwerte für die Hausaufgaben geben an, wie lange ein Schulkind täglich maximal am Stück Hausaufgaben machen sollte. Die Konzentrationsspanne ist je nach Alter des Kindes unterschiedlich (vgl. Tabelle in Modul 1) (www.kindersachen.de).

Kinder mit ADHS können sich bei Hausaufgaben oft nur begrenzte Zeit konzentrieren. Die Aufmerksamkeitsspanne ist vom Alter und von der individuellen Entwicklung des Kindes abhängig und kann stark variieren. Deshalb sollte die Dauer der Hausaufgaben an die aktuelle Konzentrationsfähigkeit angepasst werden. Kurze Arbeitsphasen mit regelmäßigen Pausen von ca. 15 Minuten helfen, Überforderung zu vermeiden und die Motivation zu erhalten. Sie können das am Beispiel eines Akkus erklären, der ebenfalls nach einer bestimmten Zeit wieder aufgeladen werden muss.

Im Rahmen eines Nachteilsausgleiches bei ADHS und/oder LRS können Sie die Hausaufgaben in der Menge anpassen. Die individuelle Aufmerksamkeitsspanne des Kindes können Sie bei Stillarbeiten in der Schule erfassen oder die Eltern fragen. Oft entstehen die meisten Konflikte zwischen den Eltern und ihrem Kind mit ADHS über die leidigen Hausaufgaben. Wenn Sie sich mit den Eltern absprechen, kann das für das familiäre Zusammenleben gewinnbringend sein. Eventuell kann es auch notwendig sein, die Hausaufgaben an eine andere Stelle, z. B. in die Schule, in den Hort/Nachmittagsbetreuung oder in eine Schülerhilfe zu verlegen. Dann sollten Sie die Pädagog:innen über die Besonderheiten Ihrer Schülerin oder Ihres Schülers informieren.

Modul 2 – Folie 7

Regeln für die Hausaufgaben

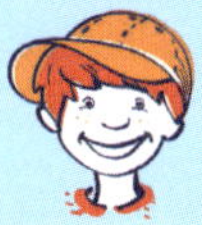

- Täglich zur **gleichen Zeit** und am **gleichen Ort**
- **Arbeitsplatz**
  - Eigener Arbeitsplatz
  - Wenig Ablenkungsmöglichkeiten
  - Gute Beleuchtung
- Mit **leichten** Aufgaben beginnen
- Aufgabenstellung **laut** lesen und dann in eigenen Worten erklären
- **Lautes Denken** fördern
- **Pausen** machen

Wo auch immer der Arbeitsplatz des Kindes sein mag (z. B. eigener Schreibtisch, Küchentisch), sollte für das Kind klar sein: „Jetzt ist Zeit für die Hausaufgaben!" Das Kind sollte Gegenstände, die es bei den Hausaufgaben ablenken könnten, vorher wegräumen. Einsatz von Medien reflektieren!

Die Möglichkeit der Ablenkung muss gerade bei Kindern mit ADHS möglichst gering gehalten werden. Daher sollten die Eltern darauf achten, dass z. B. der Fernseher, das Radio oder Ähnliches ausgestellt sind.

Das Kind sollte mit leichten Aufgaben beginnen, um die Motivation möglichst lange aufrechtzuerhalten.

Die Eltern sollten das Kind die Aufgabe laut vorlesen lassen und es dazu anhalten, „laut" zu denken. Dies ist ein Teil des Aufmerksamkeitstrainings und entspricht der Selbstinstruktion. Diese Methode wird in Modul 3 näher erläutert.

Die Pause sollte „ritualisiert" sein, das heißt, dass eine vorgegebene Zeit (z. B. 5 Minuten) zum „Akkuaufladen" eingehalten wird. Erwachsene kennen etwas Ähnliches aus ihrem Arbeitsalltag (z. B. Kaffeepause).

Die Erledigung der Hausaufgaben insbesondere bei Grundschüler:innen führt bei Kindern mit ADHS fast immer zu Konflikten mit den Eltern. Das kann auch mal dramatisch werden! Neben dem hier vermittelten Wissen über ADHS sollten Eltern immer davon ausgehen, dass Grundschulkinder es ihren Eltern recht machen wollen. Wenn das trotz aller Bemühungen nicht gelingt und nur dysfunktionale Problemlösestrategien zum Vorschein kommen, sind heftige Auseinandersetzungen und Tränen vorprogrammiert. Daher ist es wichtig, die Regeln den Bedürfnissen des Kindes anzupassen, damit solche Konflikte vermieden werden (z. B. kurze Pausen nach kurzen Arbeitsphasen einführen).

Auch die Lehrkräfte sollten sich bei der Vergabe der Hausaufgaben generell an den altersentsprechenden Aufmerksamkeitsspannen der Kinder und Jugendlichen orientieren. Hier könnte auch ein sogenannter „Nachteilsausgleich" für Kinder und Jugendliche mit ADHS greifen. Ein Nachteilsausgleich ist ein Maßnahmenbündel, welches ermöglichen soll, dass Schülerinnen und Schülern mit einer psychischen Beeinträchtigung (wie beispielsweise ADHS) in der Schule und bei Prüfungen nicht wegen ihrer Störung benachteiligt werden. Zudem sorgt er dafür, dass die Leistungserfassung am tatsächlichen Leistungsvermögen ausgerichtet ist und nicht an dem, was durch die Störung erschwert wird.

Modul 2 – Folie 8

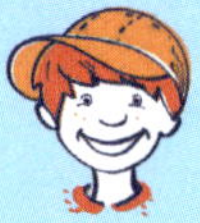

Wie führe ich neue Regeln ein?

- Führen Sie **nicht zu viele Regeln gleichzeitig** ein. Hier gilt: Weniger ist mehr!
- Die Regeln sollten **auch für Sie wichtig** sein.
- Wählen Sie einen **Zeitpunkt** aus, an dem das Kind Ihnen aufmerksam zuhören kann.

Eine Änderung der Hausaufgabensituation erfordert möglicherweise die Einführung neuer Regeln.

Je wichtiger die Regel den Eltern ist, desto eher sind sie geneigt, die Regel auch durchzusetzen!

Fragen Sie die Teilnehmenden: „Wie machen Sie Ihrem Kind begreiflich, dass Ihnen in diesem Moment etwas sehr wichtig ist?"

Geben Sie den Teilnehmenden folgenden Rat: „Gehen Sie auf Augenhöhe des Kindes und suchen Blickkontakt zu ihm. Berühren Sie Ihr Kind gegebenenfalls (z. B. am Arm) oder legen ihm die Hand auf die Schulter. Sprechen Sie in Ruhe mit Ihrem Kind. Führen Sie wichtige Regeln nicht zwischen Tür und Angel oder in Momenten der Hektik ein!"

Modul 2 – Folie 9

Wie setze ich Regeln ein?

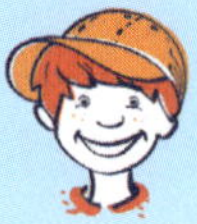

- Formulieren Sie die Regel so **knapp und präzise** wie möglich: „Vor dem Schlafengehen putze ich mir die Zähne." → Wenig Spielraum geben!
- Formulieren Sie die Regel, wenn möglich, **positiv**: „Nach dem Essen räume ich meinen Teller in die Spülmaschine" statt „Nach dem Essen lasse ich meinen Teller nicht auf dem Tisch stehen".
- **Loben** Sie Ihr Kind, wenn es die Regel einhält.
- Führen Sie strikt die **Konsequenzen** durch, wenn das Kind die Regel nicht befolgt.

Vielleicht scheint der Einsatz von Regeln selbstverständlich zu sein. Die Eltern bzw. Bezugspersonen von Kindern und Jugendlichen mit ADHS machen jedoch häufig die Erfahrung, dass die Umsetzung im Alltag sehr schwierig sein kann. Oft haben sich negative Kommunikationsmechanismen etabliert, die nicht zielführend sind. Daher ist es wichtig, den Eltern bzw. Bezugspersonen solche negativen Mechanismen, die häufig „eingefahren" sind, anhand von Beispielen deutlich zu machen.

Geben Sie den Eltern folgenden Rat: „Lassen Sie sich nicht auf ausschweifende Diskussionen mit dem Kind oder Jugendlichen ein. Zerreden Sie die Regel nicht!"

Beim Grenzensetzen ist es sehr wichtig, in Beziehung zu bleiben. Besonders bei Jugendlichen gilt: Grenzen begründen und nicht rein autoritär aufzeigen.

Beispiel: Die 13-jährige Jugendliche soll ihr Handy in der Nacht nicht auf dem Zimmer haben. Sie erklären kurz warum (das stört den Schlaf – irgendjemand ist immer wach). Der Wecker muss nicht das Handy sein. Es gibt kein Wenn und Aber!

Modul 2 – Folie 10

Die SMART-Methode

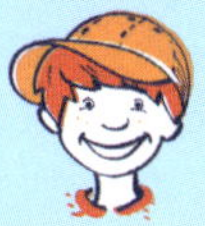

Neue Regeln sollten nach der SMART-Methode eingeführt werden:

S = Spezifisch

M = Messbar

A = Attraktiv

R = Realistisch

T = Terminiert

Die SMART-Methode ist ein Werkzeug zur Formulierung von Zielen, das darauf abzielt, Ziele klar, messbar und erreichbar zu machen. Sie basiert auf fünf Kriterien (www.orghandbuch.de):

- Spezifisch: Formulieren Sie Ziele so konkret, spezifisch und gleichzeitig so einfach wie möglich.
- Messbar: Wie möchten Sie die Zielerreichung messen, wann ist das Ziel erreicht? Zum Beispiel anhand von Zahlen oder mithilfe anderer Erfassungsmethoden.
- Attraktiv: Das Ziel sollte angemessen, attraktiv, anspruchsvoll und erreichbar sein. Kurz: Die Betroffenen müssen Lust haben, das Ziel tatsächlich zu verfolgen.
- Realistisch: Das Ziel muss innerhalb der festgelegten Zeit und mit den zur Verfügung stehenden Mitteln erreichbar sein.
- Terminiert: Eine zeitlich verbindliche Planung ist wichtig. Bis wann muss das Ziel erreicht sein? Gibt es eventuell Zwischenziele?

Modul 2 – Folie 11

Warum ist Loben wichtig?

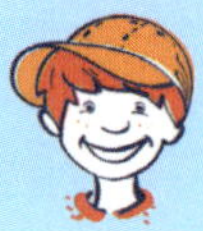

- Lob als „**Technik**" baut erwünschtes Verhalten in kleinen Schritten auf.
- Lob als **Feedback** gibt dem Kind eine Orientierung. So weiß es, dass es etwas richtig gemacht hat.
- Lob **stärkt das Selbstvertrauen** des Kindes.
- Lob **motiviert** das Kind.
- Ich selbst sehe das Kind **positiver**.

Hier geht es nicht um Lob für außerordentlich gut gelungene Erfolge, sondern um Lob in schwierigen Situationen oder bei besonderen Herausforderungen für das Kind. Nur durch Lob (positive Rückmeldung) lässt sich erwünschtes Verhalten aufbauen. Dazu ist die positive Reaktion von Erwachsenen auf das Verhalten des Kindes sehr wichtig.

Loben Sie den Weg zum Ziel und nicht nur das gute Gelingen. Loben fördert die Motivation. Ein Lob auf dem Weg verbessert die Frustrationstoleranz bei einer subjektiv schwierigen Aufgabe. Hinzu kommt die wechselseitige Wirkung beim Loben. Die gelobte Person ist nämlich dankbar und zeigt Ihnen das auch. Gerade dann sollten Sie kleinschrittig den Weg loben, wenn dem Kind die Aufgabe offensichtlich besonders schwer fällt und außerordentliche Frustrationstoleranz gefordert ist. So beruhigen Sie übrigens auch Ihre eigenen Befürchtungen hinsichtlich des vorweggenommenen Misserfolgs.

Modul 2 – Folie 12

Wie lobe ich richtig?

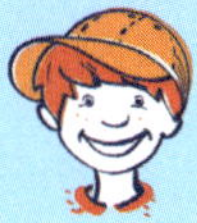

Loben Sie in **kleinen Schritten**!

- Loben Sie nicht nur den Erfolg, sondern auch die **Anstrengungsbereitschaft**.
- Loben Sie **sofort**, wenn das gewünschte Verhalten auftritt.
- Sagen Sie **konkret**, was das Kind richtig gemacht hat.
- Verstärken Sie das Lob durch **soziale Zuwendung** (z. B. Berührung).
- Loben Sie **authentisch**.
- Vermischen Sie **Lob und Kritik nicht** miteinander.

In kleinen Schritten loben heißt, bereits Teilerfolge zu loben.
Lob sollte nicht durch das Wort „aber“ relativiert werden.

Geben Sie den Teilnehmenden zum Schluss folgenden Rat: „Loben Sie sich auch selbst! Das haben Sie sich verdient!“

Modul 2 – Folie 13

Was ist ein Verstärkerplan?

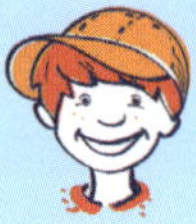

- Methode aus der **Verhaltenstherapie**.
- **Gezielte Verstärkung** einer Verhaltensweise nach vorher festgesetzten Regeln, die auf einem Plan festgehalten werden.
- Als Verstärkung dienen **Punkte**, die auf dem Plan angesammelt werden, um sie später gegen eine Belohnung einzutauschen.
- Die Verstärkung bewirkt, dass sich die **Auftretenswahrscheinlichkeit für das Verhalten erhöht**.

Wenn man mit Lob allein nicht ans Ziel kommt, dann hat sich der Einsatz eines Punkte- bzw. Verstärkerplans bewährt. Die Wirksamkeit eines Verstärkerplans sollte im Verlauf kontrolliert und der Plan gegebenenfalls angepasst werden.

Sie können die Teilnehmer fragen: „Wer von Ihnen hat schon einmal einen solchen Plan ausprobiert?“ Einige Eltern bzw. Bezugspersonen werden einen solchen Plan bereits eingesetzt haben. Häufig werden dabei aber einige wichtige Regeln nicht beachtet, sodass der Plan nicht zum Erfolg führen kann.

Ein Verstärkerplan muss gut geplant und sorgfältig eingesetzt werden, um wirkungsvoll zu sein und eine nachhaltige Verhaltensänderung herbeizuführen. Betonen Sie den Teilnehmern gegenüber, dass der Einsatz des Plans eine regelrechte Therapietechnik ist und über den normalen pädagogischen Umgang mit Kindern und Jugendlichen hinausgeht.

Bei Jugendlichen ist es wegen deren Autonomiebedürfnis ratsam, sie eigene Ziele formulieren zu lassen und diese zu unterstützen oder zu konkretisieren und auf den Realitätsbezug zu überprüfen. Anders als bei Grundschulkindern spielt bei Jugendlichen die Eigenmotivation eine große Rolle. Wirksam ist eine Unterstützung immer dann, wenn die jungen Menschen der Überzeugung sind, sie hätten den Weg zur Lösung selbst gefunden.

Modul 2 – Folie 14

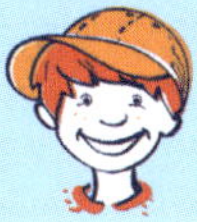

Wann ist ein Verstärkerplan sinnvoll?

- Wenn ein Kind eine **gewünschte Verhaltensweise** häufiger zeigen soll, aber soziale Verstärker nicht ausreichen.
- Wenn Eltern oder Lehrkräfte selbst bereit sind, den Verstärkerplan **konsequent** umzusetzen.
- Wenn ein Verstärkerplan die **Ausnahme** bleibt.

Ein Verstärkerplan sollte keine Dauereinrichtung sein. Der diskontinuierliche Einsatz von Belohnungen ist am wirkungsvollsten und am nachhaltigsten.

Modul 2 – Folie 15

Wie führe ich einen Verstärkerplan ein?

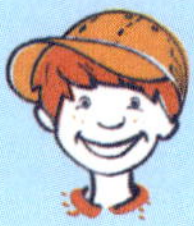

- Sie ein **Zielverhalten** aus, das für das Kind **realistisch** und erreichbar ist.
- Formulieren Sie das Zielverhalten **konkret** und **positiv**.
- Legen Sie fest, **wie viele Punkte** das Kind bekommt, wenn es das Verhalten zeigt.
- Legen Sie fest, wie viele Punkte das Kind **insgesamt** sammeln muss, um eine Belohnung zu bekommen.

Bei einem Verstärkerplan muss das Ziel so gesteckt werden, dass das Kind das Ziel auch erreichen kann. Beispielsweise ist es unangemessen, mit einem hyperaktiven Kind zu trainieren, dass es beim Essen 30 Minuten lang ununterbrochen still sitzen soll, auch wenn es das vorher noch nie geschafft hat. Ein Verstärkerplan sollte sich auf Ziele beziehen, die das Kind mit Sicherheit erreichen kann.

Ein Beispiel für eine negative Anforderung, die so NICHT erfolgen sollte, wäre: „Ich lasse nach den Hausaufgaben meine Arbeitsmaterialien nicht auf meinem Schreibtisch liegen." Stattdessen sollte die Anforderung POSITIV formuliert werden: „Nach den Hausaufgaben räume ich meine Schulsachen in den Ranzen." Nur so weiß das Kind auch genau, was es machen soll.

Bei der Vergabe der Punkte ist es besser, mehrere Punkte zu vergeben, damit das Kind eher das Gefühl hat, dass es auch etwas gemeistert hat. Außerdem lassen sich die Punkte variabler einsetzen, wenn es mit der Erfüllung der Anforderung einmal nicht so gut geklappt hat. So kann wenigstens für die Bemühung ein Punkt vergeben werden.

In der Verhaltenstherapie hat sich folgendes selbstkritisches Statement etabliert: „So gut ein Verstärkungsschema ist, so erfolgreich ist es auch." Das bedeutet, dass Sie angehalten sind, Ihren Verstärkerplan so lange zu modifizieren, bis er wirksam ist. Wenn es suboptimal funktioniert, lassen Sie sich von Profis helfen. Eine gute Unterstützung kann eine Erziehungsberatungsstelle sein.

Probieren Sie einen Verstärkerplan zunächst mit ganz klarer, realistischer Zielsetzung aus. Belohnen Sie den Weg und das Ziel. Feiern Sie gemeinsam das Gelingen.

Modul 2 – Folie 16

Basics Verstärkerplan

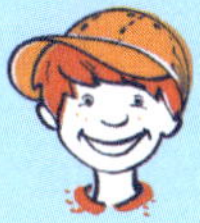

1) Wählen Sie eine **attraktive Belohnung** aus.
2) Vergeben Sie die Punkte, **sobald** das Kind das **Zielverhalten** zeigt.
3) Hängen Sie den Verstärkerplan **sichtbar** auf, damit das Kind den Punktestand beobachten kann.
4) Sorgen Sie dafür, dass das Kind am Ende die **Belohnung erhält**.

Bei einem Verstärkerplan kommt es auf die konsequente Umsetzung an!
Zu Punkt 1: Wenn die in Aussicht gestellte Belohnung aus Sicht des Kindes nicht attraktiv ist, ist die Belohnung als Motivator ungeeignet.

Zu Punkt 2: Oftmals wird die Belohnung zu spät vergeben. Es ist wichtig, dass die Belohnung schnell auf das gewünschte Verhalten folgt. Der Verstärkerplan ist wie ein Vertrag zwischen den Eltern und dem Kind: Beide Seiten müssen die Vereinbarung einhalten, sonst wird der Plan sehr schnell unbrauchbar, weil er nicht ernst genommen wird.

Zu Punkt 3: Je nach gewünschtem Verhalten sollte der passende Ort für dieses Verhalten gefunden werden. Soll beispielsweise das regelmäßige Zähneputzen eingeübt werden, sollte der Verstärkerplan im Badezimmer aufgehängt werden.

Zu Punkt 4: Die Belohnung muss auch tatsächlich erfolgen, damit das Kind das Gefühl bekommt, wirklich etwas geschafft zu haben. Eine Möglichkeit ist es, den Verstärker bzw. die Belohnung sichtbar, aber außer Reichweite des Kindes aufzustellen.

Modul 2 – Folie 17

Verstärkerplan: Ein Beispiel

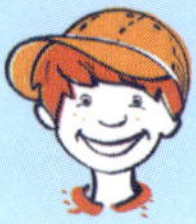

Mein Ziel: Wenn ich es schaffe, alle meine Hausaufgaben in mein Hausaufgabenheft zu schreiben, bekomme ich 5 Punkte!

	Montag	Dienstag	Mittwoch	Donnerstag	Freitag
Hier kann ich die Anzahl meiner erreichten Punkte aufstempeln:	☺ ☺ ☺	☺ ☺ ☺ ☺ ☺	☺ ☺ ☺		

Belohnung für 15 erreichte Punkte: Picknick mit Mama und Papa

Belohnung für 20 erreichte Punkte: Kinobesuch

Bei einem Verstärkerplan ist es wichtig, konkretes Zielverhalten zu definieren. Günstig ist es, wenn man mehrere Punkte vergibt (nicht nur 0 oder 1). So lassen sich immer noch 2 oder 3 Punkte vergeben, beispielsweise wenn das Kind vergessen hat, die Hausaufgaben für ein Fach zu machen, die Hausaufgeben für die anderen Fächer aber gemacht hat. Auf diese Weise wird der Weg zum Ziel motivierend unterstützt. Die Punkte können als Stempel, mit einem Stift oder auch als Aufkleber vergeben werden. Die Höhe der maximal zu erreichenden Punktzahl sollte individuell an das Kind angepasst werden, wie auch die Belohnung.

Modul 2 – Folie 18

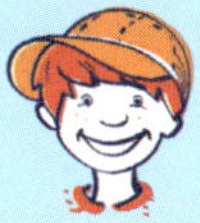

Modifikation des Verstärkerplans

Wenn der Verstärkerplan nicht funktioniert, kann man folgende Fragen bedenken und den Verstärkerplan entsprechend modifizieren:

- Habe ich das Ziel **zu hoch** gesteckt?
- Ist das Zielverhalten für das Kind **unklar**?
- Wird die Vergabe der Punkte **konsequent** eingehalten?
- Ist die geforderte **Punktzahl** für das Erreichen der Belohnung **zu hoch**?
- Ist die Belohnung für das Kind **attraktiv**?

Eventuell können Teilziele vereinbart werden. Eltern sollen sich fragen: „Habe ich das Verhalten ganz klar benannt? Weiß mein Kind, was genau gefordert ist?“

Die Punkte sollten sofort vergeben und eingetragen werden.

Die Forderung einer unangemessen hohen Punktzahl sollte vermieden werden. Beispielsweise wäre es eine Überforderung, wenn das Kind 60 Punkte sammeln müsste, um eine Belohnung zu erhalten, bei gewünschtem Verhalten jedoch nur einen Punkt bekäme. Damit würde das Ziel in unerreichbar weite Ferne rücken und wäre somit nicht mehr attraktiv.

Der Verstärkerplan steht und fällt mit Art und Umfang der Belohnung. Die Belohnung sollte für das Kind attraktiv sein, nicht für die Erwachsenen!

Besprechen Sie mit den Teilnehmerinnen und Teilnehmern bis zum Ende der Stunde, welche Belohnungen geeignet sein könnten.

Modul 2 – Folie 19

Beziehung als Verstärker

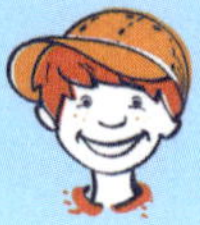

Wie hilft Beziehungsarbeit als Verstärker?

Das Kind freut sich über die Zuwendung.

Das Kind fühlt sich geborgen.

Das Kind fühlt sich verstanden.

Das Kind ist Ihnen zugewandt.

Das Kind sucht Ihre Nähe.

Das Kind vertraut sich Ihnen an.

Beziehungsarbeit bedeutet, dass Ihre aktive Aufmerksamkeit und Beteiligung gefordert ist. Versuchen Sie sich in die Belange Ihres Kindes hineinzuversetzen Bieten Sie Ihre Unterstützung an, freuen Sie sich gemeinsam über kleine Erfolge, trauen Sie dem Kind etwas zu, klären Sie Missverständnisse, halten Sie Ihre Versprechen ein, lösen Sie Konflikte konstruktiv.

Modul 2 – Folie 20

Welche Konsequenzen sind sinnvoll?

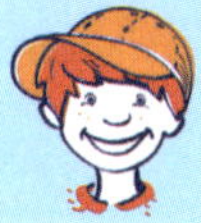

- Unerwünschte Verhaltensweisen nicht beachten
- Entzug von Privilegien (z. B. Fernsehen)
- Wiedergutmachungen vom Kind einfordern
  - „Auszeit“ vereinbaren, ggf. von beiden Seiten
  - Gleichzeitig sollte der oder die Erwachsene sich in die Lage des Kindes versetzen: „Warum verhält sich das Kind so?“

Es gibt Verhaltensweisen, die eine negative Konsequenz nach sich ziehen sollten. Beispielsweise müssen schwere Regelübertretungen mit Konsequenzen (Strafen) geahndet werden.

Als Konsequenz eignet sich die „Wiedergutmachung“. Wenn das Kind oder der bzw. die Jugendliche im Streit beispielsweise die Sandburg oder den „Klötzchenturm“ des Geschwisters zerstört, sollte es über die Entschuldigung hinaus auch beim Wiederaufbau (oder beim Aufräumen) helfen.

Eventuellem Fehlverhalten sollte keine Aufmerksamkeit geschenkt werden. Es ist den Eltern bzw. Bezugspersonen anzuraten, sich aus solchen Situationen zu entfernen.

Es ist nie zielführend, Liebesentzug oder gar Schläge als Konsequenz einzusetzen. Derartige Konsequenzen müssen stets vermieden werden.

Eine problematische Konsequenz ist die „Auszeit“, insbesondere wenn das Kind sich weigert, in seinem Zimmer zu bleiben. Es ist besser, die „Auszeit“ vorher als mögliche Konsequenz zu besprechen. Wenn aber eine „Auszeit“ als Konsequenz vereinbart wurde, ist es wichtig, diese auch durchzusetzen. Jeder sucht sich einen Ort und beruhigt sich, um danach noch einmal zu reflektieren und zu klären.

Modul 2 – Folie 21

Wie setze ich Konsequenzen sinnvoll ein?

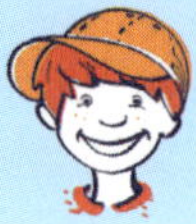

1) Machen Sie schon vorher deutlich, **welche Konsequenzen** das Kind zu erwarten hat.
2) Setzen Sie eine Konsequenz **nicht voreilig** oder aus Wut! („Du hast jetzt drei Wochen Hausarrest!") Es besteht die Gefahr der Übertreibung.
3) Sie müssen bereit sein, die Konsequenz **durchzusetzen**.
4) Setzen Sie die Konsequenz möglichst **sofort** durch.
5) Setzen Sie die Konsequenz **regelmäßig** ein.

Zu 1) Konsequenzen für Fehlverhalten sollten stets klar benannt werden.

Zu 2) Eine voreilig ausgesprochene Strafe ist meist nicht sinnvoll, da sie später häufig abgemildert werden muss.

Zu 3) Für die Glaubwürdigkeit ist es wichtig, die vereinbarten Konsequenzen auch durchzusetzen.

Zu 4) Der zeitliche Zusammenhang von Verhalten und Konsequenz ist wichtig (Kontingenz).

Zu 5) Auf ein bestimmtes Fehlverhalten sollte immer eine spezifische Konsequenz folgen.

Auch beim Einsatz von Konsequenzen spielt die Beziehungsarbeit eine wichtige Rolle. Wenn Sie z. B. spontane Beleidigungen Ihres Kindes persönlich nehmen, hat das negative Auswirkungen auf der Beziehungsebene und Sie verlieren möglicherweise Ihre Souveränität. Legen Sie sich daher ein dickes Fell zu, denn Kinder mit ADHS sind in Konflikten aufgrund ihrer Impulskontrollstörung spontan zu schlimmen Beleidigungen fähig.

Modul 2 – Folie 22

Belohnung

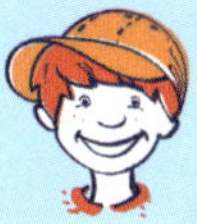

Mit welchen Belohnungen kann ich meinem Kind und mir eine Freude machen?

Hier ist Ihre Fantasie gefragt!

Kehren Sie als Vortragende:r zum Schluss dieses Moduls nach Ihren Ausführungen zum Thema Konsequenzen (Strafen) zum positiven Thema der Belohnung zurück. Sprechen Sie die Teilnehmenden direkt an und fordern Sie sie dazu auf, mögliche Belohnungen zu nennen.

Sie können selbst originelle Belohnungen mitbringen und den Teilnehmenden zeigen (z. B. eine Wasserpistole, Yu-Gi-Oh-Karten, Slime, Spielfiguren usw.).

Erinnern Sie die Teilnehmenden daran, dass Kinder sich oft über Kleinigkeiten freuen, mit denen Erwachsene nichts anfangen können!

Die besten Belohnungen („Belohner") sind keine „pädagogisch wertvollen" Preise, sondern Preise, die das Kinderherz begehrt. Falls nicht vorher abgesprochen, sollten Sie am besten solche „Belohner" einsetzen, die Ihr Kind nicht erwartet, dann ist die Freude oft am größten! „Soziale" Belohnungen, wie beispielsweise ein gemeinsames Spiel, eine gemeinsame Radtour, ein Kinobesuch o. Ä., stehen oft hoch im Kurs.

Modul 2 – Folie 23

Zusammenfassung

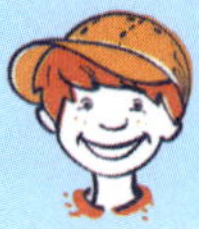

- Welche **Regeln** sind sinnvoll?
- Wie **lobe** ich richtig?
- Wie führe ich einen **Verstärkerplan** ein?
- Welche **Konsequenzen** sind sinnvoll?
- Welche **Belohnungen** sind gut?

Regeln: Wenige, klare, positiv formulierte und überprüfbare Regeln.

Lob: Kinder mit ADHS brauchen häufiges, unmittelbares und konkretes Lob.

Verstärkerplan: Ein Verstärkerplan macht gewünschtes Verhalten sichtbar und motivierend.

Konsequenzen: Konsequenzen sollen lenken, nicht beschämen oder eskalieren.

Belohnungen: Belohnungen müssen schnell wirksam, attraktiv und realistisch sein.

Modul 3
Behandlungsmöglichkeiten

Modul 3 – Folie 2

Zusammenfassung des letzten Moduls

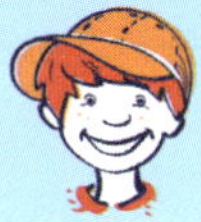

- Welche **Themen** wurden besprochen?
- Was war Ihnen **besonders wichtig**?
- Was haben Sie bereits **ausprobiert?**

Fragen Sie die Teilnehmenden, ob sie die Inhalte aus **Modul 2** bereits ausprobiert haben und welche Erfahrungen sie gemacht haben.

- Welche **Regeln** sind sinnvoll?
- Wie **lobe** ich richtig?
- Wie führe ich einen **Verstärkerplan** ein?
- Welche **Konsequenzen** sind sinnvoll?

Modul 3 – Folie 3

Übersicht Modul 3

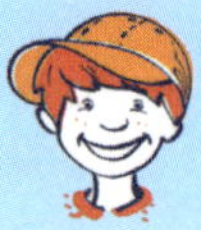

- **Teufelskreis ADHS**
- **Genetik** und **Pathogenese**
- Wie kann man ADHS **behandeln**?
- **Ressourcen** und **Bewältigungsstrategien**

Die Inhalte von Modul 2 werden in Modul 3 anhand des „Teufelskreises“ noch einmal verdeutlicht.

Erklären Sie den Teilnehmenden, was „Ressourcen“ bedeutet (Möglichkeiten, Fähigkeiten, Reserven).

Mit „Bewältigungsstrategien“ ist „Resilienz“ (psychische Widerstandsfähigkeit) gemeint.

Resilienz ist ein wichtiger Begriff im Zusammenhang mit von ADHS betroffenen Menschen. Resilienz bedeutet die Fähigkeit, die ADHS-Symptomatik in positivem Sinne zu bewältigen. Das bedeutet zunächst die Akzeptanz der Erkrankung als möglicherweise ständige Lebensbegleiterin sowie das Vertrauen in eigene Fähigkeiten, auch mit den Einschränkungen gut zu leben. Resiliente Menschen mit ADHS stecken sich erreichbare Ziele und verwirklichen trotz der Symptomatik eine gute Lebensqualität. Sie nutzen die Unterstützung in ihrem sozialen Umfeld und zeigen eine gute Adhärenz bezüglich der vereinbarten Therapie (d. h. sie halten sich an die vereinbarten therapeutischen Maßnahmen). Resiliente Menschen mit ADHS wissen darüber hinaus auch die Vorteile der Symptomatik besser für sich zu nutzen. Gemeint ist beispielsweise ihre Spontaneität, ihre temperamentvolle Art und manchmal auch ihre Fähigkeit, ausgesprochene Sympathieträger:innen zu sein.

Modul 3 – Folie 4

Teufelskreis ADHS

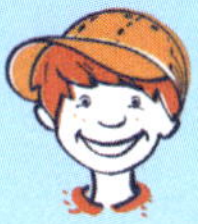

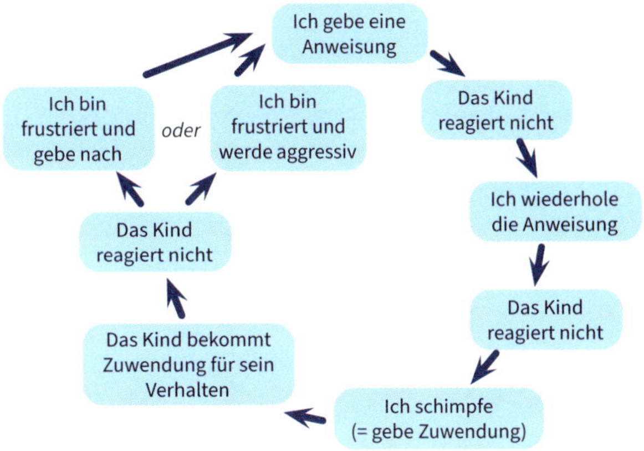

(Modifiziert nach Döpfner et al,. 2000)

Was passiert in der Interaktion bei Konfliktsituationen zwischen einem Kind mit ADHS und den Eltern, Lehrkräften oder anderen Erwachsenen im sozialen Umfeld? Nehmen wir eine Auseinandersetzung mit dem Kind an. Der oder die Erwachsene schimpft, wenn das Kind nicht reagiert. Das hat oft mehrere negative Konsequenzen. Zum einen stellt „normales Schimpfen" für das Kind eine Form der Aufmerksamkeit dar. Es lernt, wenn es nicht reagiert, dass der oder die Erwachsene sich mit ihm beschäftigt. Als Konsequenz reagiert das Kind nicht auf Anforderungen, weil es gelernt hat, dass es dann besonders intensive Aufmerksamkeit erfährt. Andererseits kann die Situation auch eskalieren und das Kind reagiert schließlich aus Angst vor dem Erwachsenen. Das Problem ist aber, dass diese Interaktion zu keinem Lerneffekt beim Kind führt, da es nur aus Angst reagiert. Das aggressive Verhalten des Erwachsenen wird gleichzeitig verstärkt, weil es zu einer Reaktion des Kindes geführt hat.

Fragen Sie die Teilnehmenden, wie sie reagieren, wenn das Kind sich in einer problematischen Situation tatsächlich einmal „richtig" verhält oder ganz ruhig alleine für sich spielt. Häufig lassen Erwachsene das Kind in Ruhe, weil es ausnahmsweise ruhig ist und sich selbst beschäftigt. In dieser Situation ist es aber angebracht, das Kind für sein Verhalten zu loben. Hier sind wir wieder beim Thema Lob. Sie können an dieser Stelle erläutern, dass jede:r einmal schimpft und dass das auch in Ordnung ist. Lob und positive Bekräftigung sollte aber immer überwiegen. Dann kann das Kind auch „normales Schimpfen" gut verkraften.

Modul 3 – Folie 5

Wege aus dem Teufelskreis

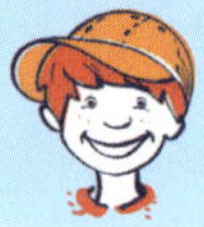

- Effektive Aufforderungen
- Lob bei erwünschtem Verhalten
- Angemessene Konsequenzen nach zweimaliger Aufforderung
- Ggf. rechtzeitige Auszeiten
- Ggf. professionelle Hilfe (Psychotherapie, Erziehungsberatung)

Prinzipiell sollte ein Kind bei erwünschtem Verhalten gelobt oder belohnt werden. Wenn das Kind auf eine Aufforderung nicht reagiert, sollte die Aufforderung wiederholt werden. Wenn das Kind immer noch nicht reagiert, sollte der Erwachsene die Situation nicht eskalieren lassen, sondern kann ein **vorher vereinbartes** „Signal" oder „Zeichen" zur Warnung einsetzen (bei Grundschulkindern) bzw. eine **vorher besprochene** und klar festgelegte aversive Konsequenz folgen lassen. Schimpfen oder lautes Zurechtweisen sollte unterbleiben. Der Versuch, eine „Auszeit" gegen den Widerstand des Kindes durchzusetzen, birgt die Gefahr der Eskalation des Konflikts.

Die Möglichkeiten für Lehrkräfte, im Rahmen des Teufelskreises positiv zu reagieren, sind während des Unterrichts und vor der Gruppe der Mitschüler:innen begrenzt. Präventives Handeln schon vor absehbaren Konflikten sind daher im Unterricht maßgeblich. Günstig sind die Verstärkung der Anstrengungsbereitschaft durch Lob der kleinen Schritte. Kritisieren von Kleinigkeiten kann von Kindern mit ADHS vor dem Hintergrund ihrer Misserfolgserfahrung als Provokation aufgefasst werden. Strafarbeiten führen nicht zur gewünschten Verhaltensänderung und stigmatisieren die Kinder eher. Daher ist es umso wichtiger, die Symptomatik der ADHS in allen ihren Facetten, insbesondere im Unterricht, gut zu kennen und die Verhaltensauffälligkeiten im Rahmen der ADHS zu interpretieren. Der Einsatz vereinbarter Stoppsignale ist oft zielführend und auch vorher abgesprochene kurze Auszeiten können hilfreich sein, um eine Eskalation zu vermeiden.

Modul 3 – Folie 6

Emotionen der Eltern

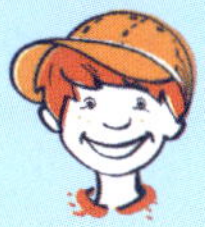

Wie gehe ich mit meinem eigenen Ärger und meiner eigenen Enttäuschung um?

- **Benennen** Sie genau, was Sie verärgert oder enttäuscht
- Halten Sie sich mit **Beurteilungen** und **Bewertungen** zurück
- Zügeln Sie Ihr **Temperament**
- **Reden** statt körperliche Maßnahmen zu ergreifen
- Kommen Sie auf das **Regelwerk** zurück

Der oder die Dozierende kann davon ausgehen, dass Eltern auch bei unterschiedlichen Voraussetzungen und Erziehungskompetenzen im Allgemeinen ihr Bestes geben. Dennoch kommt es vor, dass Eltern ihre Kinder schlagen. Meist tut es den Eltern im Nachhinein sehr leid. Körperliche Gewalt ist jedoch nie eine Lösung und führt sogar zum gegenteiligen Ergebnis.

Erläutern Sie Temperamentsmerkmale wie z. B. Schüchternheit oder Introversion, beziehungsweise Lebhaftigkeit oder Extraversion, als normale, teilweise vererbbare Eigenschaften des Menschen. Weisen Sie auf unterschiedliche Temperamentsmerkmale und kulturelle Unterschiede hin. Erklären Sie Möglichkeiten der Problemverarbeitung: „externalisierend" versus „internalisierend". Problematische Temperamentskonstellationen können als affektive Instabilität mit der Neigung zu intensiven negativen Reaktionen und geringem Anpassungsvermögen bestehen. Menschen mit einem solchen Temperament müssen jedoch nicht zwangsläufig eine psychische Störung entwickeln. Dennoch sind Eltern, die selbst schnell in Wut geraten oder zu Aggressionen neigen, kein besonders gutes Vorbild, ebenso wenig wie Eltern, die zu emotional reagieren und vor den Kindern weinen.

An dieser Stelle sollte außerdem noch einmal darauf aufmerksam gemacht werden, dass ADHS zu einem hohen Prozentsatz vererbt wird. An der Vererbung sind wahrscheinlich viele Gene beteiligt (Polygenetische Störung). Eine ADHS-Mutter hat ein höheres Risiko, dass ihr Kind betroffen ist, als ein ADHS-Vater. Das ist statistisch gut belegt. Wenn Eltern ebenfalls an einer ADHS leiden, dann kann das Konfliktpotenzial in der Familie größer sein.

Kommt es zu verbalen Beleidigungen in Anwesenheit der Mitschüler:innen, ist es wichtig, diese nicht persönlich zu nehmen. Vielmehr sind sie Ausdruck einer impulsiven, unüberlegten Unmutsäußerung bei hohem Erregungsniveau des ADHS-Kindes. Hier ist Ihre Souveränität gefragt. Natürlich müssen Sie das Kind in die Schranken verweisen und eventuell braucht es eine Auszeit. Wenn Sie gelassen damit umgehen, wirkt sich das auch positiv auf Ihre Autorität in der Klasse aus. Auch Humor kann deeskalierend wirken. Wichtig ist außerdem, dass sie nicht nachtragend reagieren, den Vorfall aber später mit dem Kind kurz besprechen und die Möglichkeit für eine Entschuldigung bzw. Wiedergutmachung geben.

Modul 3 – Folie 7

Vermeidung Kontrollverlust

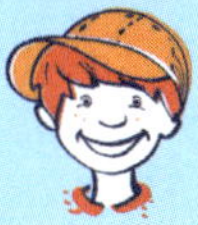

Wie vermeide ich einen Kontrollverlust?

- Sie erklären dem Kind Ihre Wut oder Enttäuschung.
- Sie sagen an, dass man Sie jetzt in Ruhe lassen muss.
- Sie schicken das Kind aufs Zimmer.
- Sie verlassen selbst den Raum.
- Sie sprechen mit Ihrem Partner bzw. Ihrer Partnerin oder Ihren Freund:innen darüber.
- Sie sprechen sich später mit dem Kind versöhnlich aus.
- Sie nehmen professionelle Hilfe in Anspruch.

Aufgrund der unterschiedlichen Temperamente, Ansichten und Interessen sind Konflikte zwischen Menschen oft unvermeidbar. In der Familie kommt es auch deshalb häufiger zur Eskalation von Konflikten, weil die Familienmitglieder einander emotional sehr nahestehen. Jedes Familienmitglied kann aber versuchen, so konstruktiv und gut wie möglich mit Konflikten umzugehen, und dazu beitragen, unnötige Konflikte zu vermeiden.

Im Falle eines Konflikts ist es wichtig, dass die Kommunikation nicht abbricht. Die Beteiligten sollten versuchen, ihre Reaktionen sachlich zu erklären. Wenn beispielsweise jemand den Raum verlässt, sollte er oder sie ankündigen, wiederzukommen. Es ist wichtig, so früh wie möglich zurückzukommen und die Situation bei niedrigerem Erregungsniveau zu klären. Kinder lernen am Modell, das heißt, sie richten sich nach Vorbildern.

Im Falle eines Konflikts ist die **Deeskalation** wichtig. Der Vorteil bei Konflikten innerhalb der Familie ist, dass die Eltern ihr Kind sehr gut einschätzen können. Wichtig ist hier, dass die Eltern die Perspektive des Kindes einnehmen (d. h., sie schauen gewissermaßen durch die Brille des Kindes). Gleichzeitig sollten die Eltern sich dem Kind gegenüber behaupten (z. B.: „Ich verstehe, dass du jetzt keine Lust dazu hast, aber wir müssen den Zeitplan einhalten"). Die Versachlichung der Kontroverse durch Vorbringen von Argumenten ist eine gute Möglichkeit der Deeskalation. Gefühle sollten verbalisiert werden und subjektive Sichtweisen sollten als Ich-Botschaften eingebracht werden. Dem Kind sollte ein Ausweg aus der Situation eröffnet werden.

Auf Verweigerungshaltung und Drohungen des Kindes sollten Sie direktiv, dabei aber eher humorvoll als moralisierend reagieren. Bei Eskalation das Kind aus der Situation herausnehmen. Kinder mit ADHS reagieren im Affekt meist externalisierend auf eine Reizüberflutung. Die Aggressionen können mit einem Kontrollverlust einhergehen. Sollte die Situation eskalieren und das Kind gewalttätig werden, schützen Sie die Mitschüler:innen und reagieren Sie möglichst besonnen. Bieten Sie dem Kind einen Ausweg aus der verzweifelten Lage an.

Modul 3 – Folie 8

Erziehungsberatung

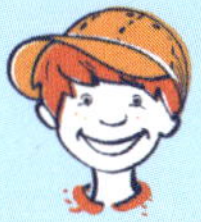

- **Einheitlicher Umgangsstil** beider Eltern
- **Kooperation** mit Lehrer:innen und Erzieher:innen
- Wenige einfache **Familienregeln**
- **Klare Strukturierung des Tagesablaufs**
  - Wann wird was gemacht?
  - Feste Regeln für alltägliche Abläufe (Diskussion, Festlegung, konsequente und verlässliche Umsetzung)
- **Instruktion und Anweisungen**
  - Kurz, klar, deutlich, mit Blickkontakt
- **Konsequenzen**
  - Schnell, eindeutig, direkt

Erinnern Sie die Teilnehmenden daran, dass aktive Elternarbeit maßgeblich für einen erfolgreichen Umgang mit ADHS ist. Die Erziehungsberatung kann ein gutes Fundament für die Therapie sein.

Ihre eigene Psychohygiene ist nicht nur für Sie und das Kollegium, sondern auch für Ihre Schülerinnen und Schüler gewinnbringend. Ihr eigener psychischer Zustand sollte möglichst entspannt und gelassen sein. Professionelle Supervision baut nicht nur Stress ab, sondern lädt dazu ein, sich selbst zu reflektieren und die eigene Souveränität zu stärken.

Modul 3 – Folie 9

Wie kann man ADHS behandeln?

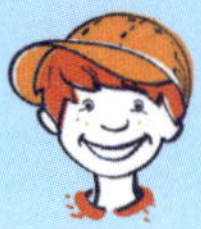

- Therapieziele festlegen
- Medikamente
- Elterntraining (Psychoedukation)
- Psychotherapie
- Weitere Behandlungsoptionen

Modul 3 – Folie 10

Therapieziele festlegen

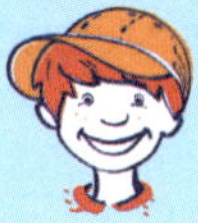

- Steigerung der **Aufmerksamkeit**
- Verringerung der **Hyperaktivität**
- Verringerung der **Impulsivität**
- Soziale **Integration**
- **Selbstorganisation** und -strukturierung
- Verbesserung der **Eltern-Kind-Beziehung**
- Aufbau eines stabilen **Selbstwertgefühls**
- **Schule und Berufsausbildung** entsprechend der Begabung bewältigen
- Auf- und Ausbau von **Ressourcen**

Für jede Therapie sollten grundsätzlich bestimmte Ziele festgelegt werden. Hier werden allgemeine Ziele genannt. Die Therapieplanung erfordert aber immer individuell auf das Kind zugeschnittene Therapieziele.

Bei der ADHS-Behandlung ist ein wichtiges Ziel die Verringerung der Kernsymptome Aufmerksamkeitsdefizit, Hyperaktivität und Impulsivität.

Fragen Sie die Teilnehmenden, welche Therapieziele sie für ihre Kinder haben. Fassen Sie die Antworten unter übergeordneten Begriffen zusammen.

Elterntraining (Psychoedukation)

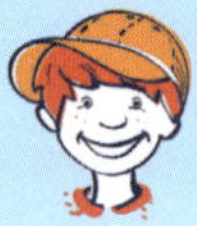

- Zahlreiche Studien belegen die **Wirksamkeit** von Psychoedukation bei Eltern (oder anderen engen Bezugspersonen) von Kindern mit ADHS
- **Die Besonderheit von KAPPE**
  (**K**urzes **A**DHS-**P**sychoedukations-**P**rogramm für **E**ltern):
  - **Kompakt mit hoher Informationsdichte**
  - **Gute praktische Umsetzbarkeit**
  - **Erreicht in der Neuauflage verschiedene Zielgruppen wie Eltern, Angehörige, Lehrer:innen**

Modul 3 – Folie 12

Wie entsteht ADHS?

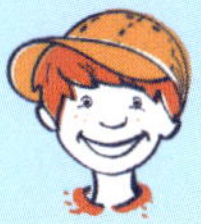

- Um zu verstehen, wie ADHS entsteht und wie die Medikamente im Gehirn wirken, sollte klar sein, welche **strukturellen** und **funktionellen Auffälligkeiten** bei Menschen mit einer ADHS bestehen.
- **Genetische Faktoren** und **Umweltfaktoren** spielen dabei eine wichtige Rolle.
- Neben Veränderungen im Aufbau des Gehirns ist bei ADHS auch das **Gleichgewicht der Botenstoffe** gestört. Manche Botenstoffe stehen nicht in ausreichender Menge zur Verfügung. Das beeinflusst das Denken, die Aufmerksamkeit und das Verhalten.

Die sogenannte „Psychopathogenese“ beschäftigt sich mit der Entstehung der Symptomatik. Für das Verständnis, wie ein Medikament die Symptome der ADHS lindern kann (hier erneut nach den Kernsymptomen fragen!), ist die Neurobiologie der ADHS wichtig. Daher geht es in den folgenden Folien um die Botenstoffe im Gehirn (Neurotransmitter), die bei der ADHS im Ungleichgewicht sind.

Modul 3 – Folie 13

Pathogenese der ADHS

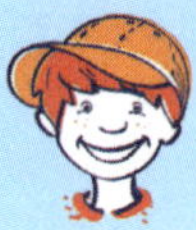

Pathogenese (d. h. Entstehungsmechanismus) der ADHS:

1) **Genetische** Befunde
2) **Fehlerhafte Informationsverarbeitung** in bestimmten vorderen Hirnregionen (striato-frontale Dysfunktion)
3) **Stoffwechselstörung** der Botenstoffe Dopamin und Noradrenalin in bestimmten Hirnregionen
4) **Zusammenspiel biologischer** und **psychosozialer Faktoren** (Multifaktorielle Genese)

Zu 1) Genetische Faktoren spielen eine wichtige Rolle. Die Vererbbarkeit (Heritabilität) liegt zwischen 66 % und 86 % (Taylor et al. 2023).

Zu 2) Auf Ebene der Neurotransmitter besteht eine Dysfunktion im Zusammenspiel frontaler (vorderer), parietaler (seitlicher) und subkortikaler (tieferliegender) Regelkreise im Gehirn.

Zu 4) Schwangerschafts- bzw. Geburtskomplikationen können eine Rolle spielen. Äußere toxische Faktoren (Rauchen in der Schwangerschaft, Substanzmissbrauch, Methadonsubstitution, Umweltgifte wie beispielsweise Blei) ebenfalls.

Modul 3 – Folie 14

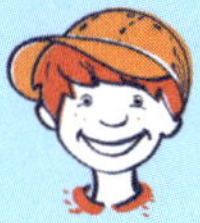

Genetik der ADHS

Erbliche Faktoren der ADHS

- Die durchschnittliche Erblichkeit (ermittelt anhand von Zwillingsstudien) liegt bei 70–80 %. Es gibt keine Unterschiede zwischen den Geschlechtern.
- 20–30 % der Kinder eines betroffenen Elternteils leiden unter ADHS. Wenn beide Eltern betroffen sind, steigt das Risko für die Kinder auf knapp 90 %.
- Die Veranlagung beruht nicht auf einem einzigen Gen, sondern auf dem Zusammenwirken vieler kleiner Genvarianten und Gen-Umwelt-Interaktionen.
- Knapp ein Drittel der vererbten Fälle ist durch häufig vorkommende genetische Varianten erklärbar, ein geringerer Anteil durch den Einfluss seltener Risikoallele (Genomweite Assoziationsstudien).
- Epigenetische Prozesse wirken wie molekulare Schalter, indem sie die Genaktivität verändern, durch äußere Einflüsse wie vorgeburtlichen Stress, Nikotin- oder Alkoholkonsum in der Schwangerschaft, Frühgeburten oder Traumata.

Man erbt in der Regel kein einzelnes ADHS-Gen, sondern eine polygene Verwundbarkeit (Prädisposition). Ob und wie stark die Symptome ausgeprägt sind, entscheidet das Zusammenspiel mit der Umwelt.

Es handelt sich bei ADHS also um eine der am stärksten genetisch determinierten psychiatrischen Erkrankungen; Umwelteinflüsse in Form von individuell-spezifischen, nichtgeteilten Besonderheiten erklären lediglich 20–30 % der phänotypischen Merkmalsausprägungen.

Eine **genomweite Assoziationsstudie (GWAS)** ist eine wissenschaftliche Untersuchung der Erbanlagen, bei der das gesamte Genom von vielen Menschen verglichen wird, um Korrelationen zwischen genetischen Varianten (kleine Bausteine im Erbgut) und bestimmten Merkmalen zu finden, die mit bestimmten Merkmalen oder Krankheiten zusammenhängen können.

Epigenetische Prozesse steuern die Aktivität von Genen, ohne die zugrunde liegende DNA-Sequenz zu verändern, z. B. durch eine DNA-Methylierung, die wie bei einem Schalter bestimmen kann, welche Gene aktiv sind. Die Ergebnisse der Analysemethoden ergaben Hinweise darauf, dass bei der Entstehung von ADHS besondere Gruppen von Genen involviert sind. Diese codieren für Proteine, die im Zusammenhang mit der Freisetzung von Neurotransmittern, Neuritenwachstum und der Ausrichtung von Axonen während der frühen Hirnentwicklung relevant sind. (Hohmann et al. 2022)

Modul 3 – Folie 15

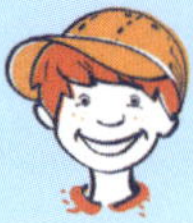

Botenstoffe Dopamin und Noradrenalin im Gehirn

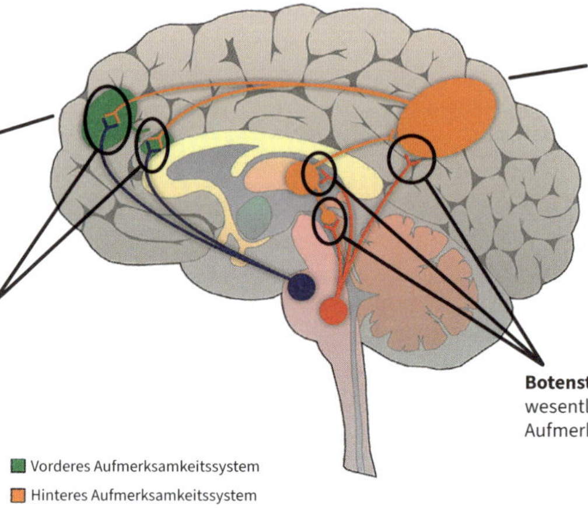

Modifiziert nach: Pliszka et al. (1996)

Im Gehirn gibt es ein vorderes (präfrontales) und ein hinteres (parietales) Aufmerksamkeitssystem. Beide stehen in enger Wechselwirkung.

Das vordere Aufmerksamkeitszentrum ist überwiegend durch den Botenstoff (Neurotransmitter) Dopamin geprägt, während das hintere überwiegend durch den Botenstoff Noradrenalin geprägt ist. Durch die Störung des Zusammenwirkens der verschiedenen Transmittersysteme entsteht die ADHS-Symptomatik.

Eine Dysfunktion im Zusammenwirken des zerebralen Kortex (Großhirnrinde) und dem Striatum (Regionen im Zwischenhirn) führt zu einer Beeinträchtigung der Exekutivfunktionen (z. B. Arbeitsgedächtnis, Planungsvermögen, Impulskontrolle, Selektive Aufmerksamkeit, Aufmerksamkeitsspanne) (da Silva et al. 2023).

Modul 3 – Folie 16

Botenstoffe in den Synapsen

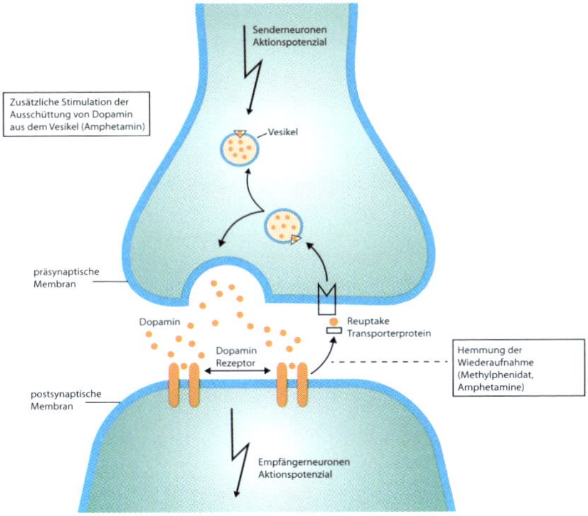

Die 86 Milliarden Nervenzellen unseres Gehirns sind durch ein komplexes Netzwerk aus schätzungsweise 100 Billionen Synapsen untereinander verbunden. Dieses Netzwerk ist die Grundlage für unsere Gedanken, unsere Gefühle und unser Handeln. Die Weiterleitung von Informationen und Reizen geschieht innerhalb einer Nervenzelle elektrisch, ähnlich wie bei einem Stromkabel. Während der Strom von einem Kabel zum anderen über Steckdosen elektrisch übertragen oder in Umspannwerken elektrisch moduliert wird, erfolgt die Verbindung unter den Nervenzellen aber chemisch. Zuständig für die Übertragung an einer Synapse (Verbindungsstelle der Nervenzellen) sind die sogenannten Transmittersubstanzen (Botenstoffe). Zwischen der präsynaptischen Membran, der informationsbringenden Nervenzelle, und der postsynaptischen Membran, der informationsempfangenden Nervenzelle, gibt es einen mit Flüssigkeit gefüllten Raum, den synaptischen Spalt. Die Botenstoffe werden aufgrund eines in der Synapse ankommenden elektrischen Reizes aus ihren Vesikeln (Speicher) durch die präsynaptische Membran geschleust und gelangen durch den synaptischen Spalt an die postsynaptische Membran der empfangenden Nervenzelle. Dort binden sie an Rezeptoren, wodurch ein elektrisches Potenzial entsteht, das wiederum in der Zelle bis zur nächsten Synapse weitergeleitet wird (da Silva et al. 2023).

Modul 3 – Folie 17

Ursächliche Zusammenhänge der Symptomentstehung

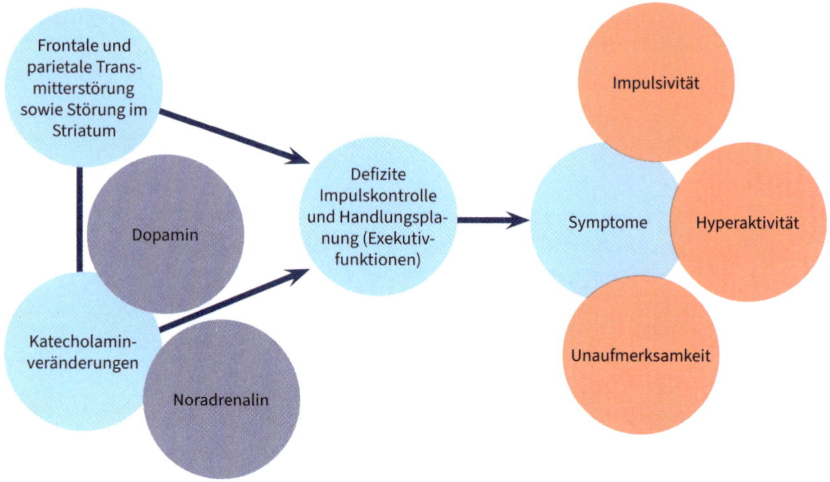

Die Abbildung zeigt ein komplexes Modell der Symptomentstehung. Bei ADHS besteht eine Störung im Zusammenspiel des Frontal- und Parietalhirns. Die Störung beruht auf einer Unterfunktion der dopaminergen und noradrenergen Transmittersysteme (Katecholamine).

Als Konsequenz resultieren Defizite bei Impulskontrolle und Handlungsplanung (Exekutivfunktionen). Zu den Exekutivfunktionen gehören solche, die die Analyse neuer Informationen, die Planung von Handlungen und die Selbstregulation (einschließlich der Regulation von Emotionen) steuern.

Sind diese Regelkreise gestört, entstehen die typischen ADHS-Symptome: Unaufmerksamkeit, Hyperaktivität, Impulsivität (da Silva et al. 2023).

Neben den Kernsymptomen Aufmerksamkeitsdefizit, Hyperaktivität und Impulsivität zeigt sich ein gestörtes Planungsvermögen, eine Störung des Arbeitsgedächtnisses und Defizite in der zeitlichen Verarbeitung. Hinzu kommen Auffälligkeiten im Belohnungssystem des Gehirns und eine verminderte Reaktionshemmung, was zu sozialen und emotionalen Beeinträchtigungen führen kann (Wehmeier et al. 2010).

Modul 3 – Folie 18

Medikamente

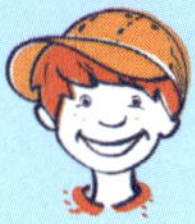

- Nicht alle Patient:innen mit der Diagnose ADHS benötigen eine medikamentöse Therapie.
- Medikamente wirken in erster Linie auf die Kernsymptome der ADHS.
- Verschiedene Medikamente stehen zur Verfügung:
  - Stimulanzien (kurzwirksam oder langwirksam)
  - Nicht-Stimulanzien (z. B. selektive Noradrenalinwiederaufnahmehemmer, SNRI)

- Fordern Sie die Teilnehmenden erneut auf, die Kernsymptome der ADHS zu benennen. Medikamente wirken sich mehr oder weniger direkt auf die Kernsymptome aus. Darüber hinaus können sich auch andere Symptome bzw. begleitende Probleme unter einer medikamentösen Behandlung verbessern (Lebensqualität).
- Wie andere Medikamente haben auch Stimulanzien sowohl erwünschte als auch unerwünschte Wirkungen (sogenannte Unerwünschte Arzneimittelnebenwirkungen [UAW]), auf die in den nächsten Folien noch eingegangen wird.
- Zur Beantwortung von Detailfragen sollen die Teilnehmer:innen unbedingt an den behandelnden Arzt bzw. die behandelnde Ärztin verwiesen werden!

Die Befürchtung, dass insbesondere bei Stimulanzien eine Abhängigkeit von der Medikation entstehen könne, trifft nicht zu. Vielmehr vermindert eine Medikation mit Stimulanzien bei ADHS-Patient:innen die Wahrscheinlichkeit, in der Jugend zusätzlich an einer Substanzabhängigkeit zu erkranken (Wilens et al. 2003).

Auch wenn die Stimulanzien über Jahre oder bis ins Erwachsenenalter kontinuierlich eingenommen werden, sind bisher keine chronischen Langzeitfolgen bekannt. Weil die Nebenwirkungen sehr selten sind, ist nach den aktuellen Leitlinien eine regelmäßige Kontrolle mit einem EKG oder Laboruntersuchungen der Leberwerte nicht notwendig. Weil Stimulanzien den Blutdruck erhöhen können, sollte dieser, ebenso wie die Pulsfrequenz, regelmäßig gemessen werden.

Modul 3 – Folie 19

Neurobiologische Grundlage der Medikation

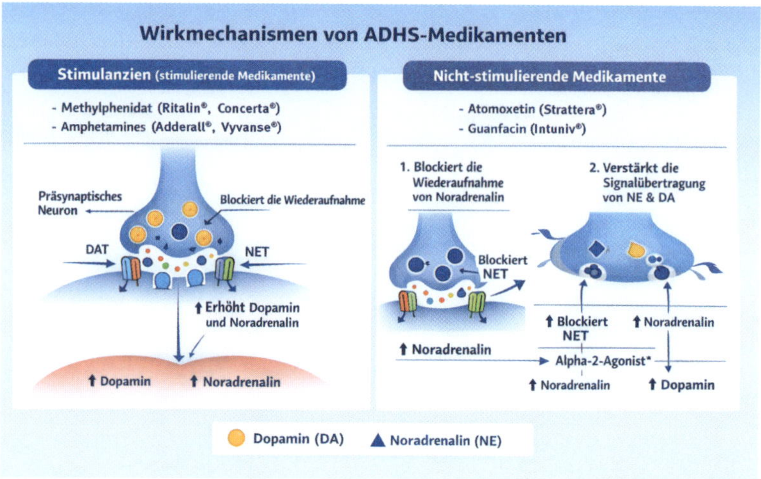

Viele Medikamente beeinflussen den Reuptake der Botenstoffe aus dem synaptischen Spalt. Medikamente, die bei ADHS zum Einsatz kommen, beeinflussen die Wiederaufnahme von Dopamin und Noradrenalin in die Nervenzellen und können zusätzlich auch die Ausschüttung von Dopamin aus den Vesikeln verstärken.

Methylphenidat, wie z. B. Medikinet®, Ritalin®, Kinecteen®, Equasym® und andere, hemmt die Wiederaufnahme in die Nervenzellen, wodurch das Dopamin länger im synaptischen Spalt verbleibt und entsprechend länger wirken kann.

Amphetamine, wie Elvanse®, bewirken zusätzlich eine vermehrte Ausschüttung von Dopamin in den synaptischen Spalt.

Die Medikamentengruppe der sogenannten Nichtstimulanzien, wie z. B. Atomoxetin oder Bupropion, bewirken durch die Hemmung der Wiederaufnahme von Noradrenalin indirekt eine Verstärkung des dopaminergen Transmittersystems.

Der Wirkstoff Guanfacin (Intuniv®) hat wiederum einen anderen Wirkmechanismus. Er bindet im Frontalhirn (präfrontaler Cortex) an spezifische Alpha-2A-Adrenorezeptoren und führt so zu einer verstärkten Wirkung des Botenstoffs Noradrenalin. Das führt zu einer Verbesserung der neuronalen Signalstärke und einer stärkeren Hemmung störender Signale.

Medikamente – Stimulanzien

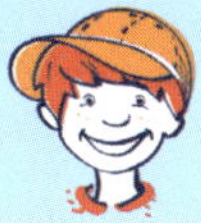

Stimulanzien

- Methylphenidat als Medikament der 1. Wahl
  - kurzwirksam (z. B. Medikinet®), wirksam bis zu 4 Stunden
  - langwirksam (z. B. Medikinet retard®, Kinecteen®, Equasym retard®), wirksam 6 bis 10 Stunden in unterschiedlicher Wirkstofffreisetzung
- Amphetamin als Medikament der 2. Wahl
  - kurzwirksam (z. B. Attentin®), wirksam bis zu 4 Stunden
  - langwirksam (z. B. Elvanse®), wirksam bis zu 13 Stunden

Kurzwirksame Medikamente müssen mehrmals am Tag eingenommen werden und sind daher den langwirksamen Medikamenten unterlegen.

Häufigste unerwünschte Arzneimittelwirkung (UAW) unter der Medikation mit Stimulanzien ist eine Appetitminderung.

Entscheidend für die Auswahl des richtigen Medikaments sind die Wirkdauer und die Verträglichkeit. In Bezug auf mögliche Nebenwirkungen (UAW) unterscheiden sich die Medikamente nur wenig. Retardierte Stimulanzien mit einer Wirkdauer von ungefähr 6 Stunden (wie z. B. Medikinet retard®) sind für Grundschüler:innen meist ausreichend. Nach 6 Stunden ist die Hälfte des Wirkstoffes von der Leber abgebaut (Halbwertszeit) und die noch abzubauende Hälfte des Wirkstoffes reicht für eine optimale Wirkung nicht mehr aus. Für Schüler:innen in der weiterführenden Schule oder für Auszubildende ist oft ein länger wirksames Präparat praktischer zu handhaben, da eine zweite Einnahme zur Mittagszeit entfällt.

Modul 3 - Folie 21

Medikamente - Nichtstimulanzien

Nichtstimulanzien

- Als Nichtstimulanz stehen Atomoxetin (z. B. Agakalin®) und Guanfacin (Intuniv®) zur Verfügung. Sie sind sogenannte „Spiegelmedikamente“ und müssen täglich eingenommen werden. Die Wirkdauer beträgt 24 Stunden. Sie werden als Medikamente der 3. Wahl betrachtet.
- Diese Medikamente gelten - im Gegensatz zu den Stimulanzien - nicht als Betäubungsmittel. Daher wird zur Verordnung kein spezielles Rezept benötigt.

Der Wirkmechanismus unterscheidet sich dabei von dem der Stimulanzien. Auch die möglichen Nebenwirkungen (UAW) sind daher nicht gleich. Während Methylphenidat und Dexamfetamin starke Appetitzügler sind und es gegen Ende der Wirkung zu einem sogenannten „Rebound“ kommen kann, hemmt Atomoxetin den Appetit weniger und es kommt zu keinem Rebound, weil es über 24 Stunden wirkt („Spiegelmedikament“). Die Wirkung kann als etwas schwächer beschrieben werden. Guanfacin hat als mögliche Nebenwirkung einen sedierenden Effekt. Es macht also müde. Diese Nebenwirkung wirkt sich besonders positiv bei Patient:innen mit ADHS aus, die unter einer massiven Hyperaktivität und inneren Anspannung leiden. Bei solchen Patient:innen ist die sedierende Wirkung weniger ausgeprägt.

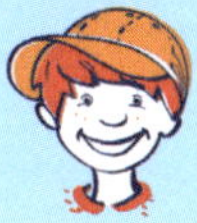

Psychotherapie

- **Verhaltenstherapie (VT)**
  - Verhaltensanalyse
  - Selbstinstruktion und Selbstmanagement
  - Soziales Kompetenztraining
  - Familientherapie
- **Tiefenpsychologische Ansätze**
- **Alternative Behandlungsmethoden**
  - Neurofeedback
  - Digitale Gesundheitsanwendungen (DiGAs)
  - Probiotika – Mikrokulturenpräparate

Wir haben in der überarbeiteten Ausgabe von KAPPE darauf verzichtet, Therapiemethoden vorzustellen, deren Wirksamkeit widerlegt ist.

Grundsätzlich ist die Medikation mit Stimulanzien der Psychotherapie in ihrer Wirksamkeit deutlich überlegen. Bei einer mittelgradigen ADHS ist daher neben psychosozialen Interventionen schon die Pharmakotherapie mit Stimulanzien indiziert. Bei schwerer ADHS steht die medikamentöse Behandlung im Vordergrund (AWMF 2018; DGPPN 2018).

Modul 3 – Folie 23

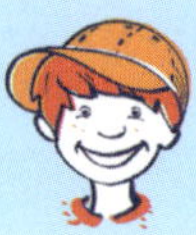

Verhaltenstherapie I

Verhaltensanalyse

- Welches **Problemverhalten** soll erklärt werden?
- In welchen **Situationen** tritt das Problemverhalten auf?
- Welche inneren **Verarbeitungsprozesse** gehen dem Verhalten voraus und welche **biologischen Faktoren** begünstigen es?
- Zu welchen **Konsequenzen** führt das analysierte Verhalten?

Die Verhaltensanalyse bildet die Grundlage jeder Verhaltenstherapie. Das Problemverhalten muss genau beschrieben werden, damit es in seinen funktionalen Zusammenhang gestellt werden kann. Dazu werden die vier Fragen auf der Folie beantwortet. Auf diese Weise erhält man ein Modell für den Zusammenhang des Verhaltens mit vorausgehenden und nachfolgenden Bedingungen.

Sie sollten für die Präsentation das vereinfachte SORKC-Schema (nach Frederick H. Kanfer) verinnerlichen:
S = Ausgangssituation, z. B. das Kind stört den Unterricht; **O** = Organismus als Variable, beschreibt bestimmte Merkmale einer Person, z. B. extreme Willensstärke, große Ängstlichkeit oder hohe Anspannung; **R** = Reaktion, z. B. das problematische Verhalten, das das Kind zeigt; **K** = Kontingenz, bezeichnet die Verknüpfung zwischen Verhalten und Konsequenz, z. B. folgt auf das Verhalten immer eine bestimmte Konsequenz oder aber nur gelegentlich; **C** = Konsequenzen (C von englisch „consequence"), die auf das Verhalten folgen; diese können positiv oder negativ sein.

Beispiel: Probleme mit den Hausaufgaben
S: Das Kind will nicht mit den Hausaufgaben anfangen.
O: Das Kind zeigt Desinteresse, die Lernmotivation ist gering (innere Einstellung); die Diagnose AD(H)S kommt (als im Wesentlichen biologisch determinierter Faktor) dazu; Temperamentsfaktoren spielen auch eine Rolle.
R: Das Kind trödelt, lenkt ab, lässt sich ablenken.
K: Das Kind geht einen Konflikt mit der Mutter ein.
C: Als Konsequenz schenkt die Mutter dem Kind ihre Aufmerksamkeit. Die Hausaufgaben bleiben unerledigt.

Modul 3 – Folie 24

Verhaltenstherapie II

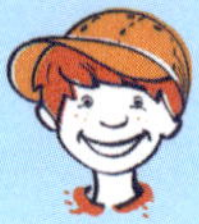

Selbstinstruktion

- Erhöhung der **Selbstregulationsfähigkeit**
- Entwicklung von **Problemlösungsstrategien**
- Intensivierung der **Aufmerksamkeitsspanne**
- Zunehmende Kontrolle der **Impulsivität**
- Entwicklung von **Handlungsplänen**

Selbstmanagement

- Eigenes Verhalten **beobachten**
- Kritische **Selbstreflexion**
- Entwicklung **alternativer Strategien**
- **Selbstbelohnung** für Verhaltensänderung

Ziel der **Selbstinstruktion** (z. B. Marburger Konzentrationstraining nach Dieter Krowatschek) ist es, Aufmerksamkeit zu zentrieren, Impulse besser zu kontrollieren und Handlungspläne zu entwickeln, um Aufgaben besser lösen zu können („reflexiver Arbeitsstil“).

Das Kind lernt zunächst am Modell des Therapeuten bzw. der Therapeutin, der oder die „laut denkt“. Er oder sie verdeutlicht die Schritte zur Problemlösung eventuell mittels vorbereiteter Signalkarten.

Zu Hause kann „lautes Denken“ mit dem Kind zunächst spielerisch geübt werden, z. B. Unterschiede zwischen Bildern oder den Weg durch ein Labyrinth finden.

Dann wird das Selbstinstruktionstraining in der Hausaufgabensituation durchgeführt: Das Kind soll „Stopp!“ sagen und den Stift erst einmal hinlegen. Dann soll es überlegen: „Was ist meine Aufgabe?“ Es soll die Aufgabenstellung durchlesen und in eigenen Worten formulieren. Dann wird Schritt für Schritt die Aufgabe in Angriff genommen. Dabei wird jeder Schritt verbalisiert. Nach Lösung der Aufgabe wird das Ergebnis überprüft und das Kind gelobt. Beim Selbstinstruktionstraining in der Gruppe ist die gemessene Wirksamkeit nur mittelmäßig und die Nachhaltigkeit infrage gestellt.

Das **Selbstmanagement** (z. B. Selbstmanagementtherapie nach Frederick H. Kanfer) bietet sich besonders bei Jugendlichen an. Ziele sind eine bessere Selbststeuerung und eigenständige Problembewältigung. Voraussetzung für das Selbstmanagement ist eine ausreichende Selbstreflexionsfähigkeit.

Die Kinder bzw. Jugendlichen sollen lernen, das eigene Verhalten zu beobachten und in den Krisensituationen alternative Verhaltensweisen (die vorher erarbeitet wurden) zu zeigen und sich dann selbst positiv zu verstärken. Dazu eignen sich z. B. folgende Verhaltensweisen, die gut definierbar und beobachtbar sind:

- In der Schule: Ständiges Dazwischenreden, Stören der anderen
- Zu Hause: Morgens beim Anziehen trödeln, keine Zähne putzen wollen etc.
- Unter Freund:innen: Ständiges Streiten

Das Vorgehen beim Selbstmanagement: Problemverhalten definieren, eines aussuchen, mit den Eltern die Vor- und Nachteile des Verhaltens erarbeiten. Zielverhalten definieren. Alles schriftlich festhalten. Dann erfolgt die Selbstbeobachtung: Der oder die Jugendliche bzw. das Kind soll beobachten, wie häufig das Problemverhalten auftritt (z. B. wie oft in einer Schulstunde). Dann wird täglich beurteilt, inwieweit sich das Kind dem vereinbarten Zielverhalten annähert. Oft ist ein Punkte- bzw. Verstärkerplan hilfreich.

Wenn sich der oder die Jugendliche bzw. das Kind völlig verweigert, sollte das Selbstmanagement zum Schutz des Kindes abgebrochen werden. Selbstmanagement kann ohne eigene Motivation und Fähigkeit zur Selbstkritik nicht durchgeführt werden. Zu den Selbstmanagement-Fertigkeiten gehören z. B. Selbstbeobachtung, Selbstinstruktion, Zielklärung und Zielsetzung, Selbstverstärkung, Selbstkontrolle.

Der Behandlungserfolg ist am größten, wenn Methoden miteinander kombiniert werden. Beispielsweise dient **THOKI-ADHS**, ein Programm von Braun und Döpfner (2024), der Steigerung von Organisationsfähigkeit, Konzentration und Impulskontrolle bei Kindern mit ADHS.

Zusammenfassung der Therapieziele zur Rekapitulation:

- Steigerung der Aufmerksamkeit
- Verlängerung der Aufmerksamkeitsspanne
- Selbstorganisation und Selbststrukturierung
- Verringerung der (ungebremsten) Aktivität
- Verringerung der Impulsivität
- Soziale Integration
- Verbesserung der Eltern-Kind-Beziehung
- Aufbau eines stabilen Selbstwertgefühls
- Schule und Berufsausbildung entsprechend der Begabung
- Aus- und Aufbau von Ressourcen

Modul 3 – Folie 25

Verhaltenstherapie III

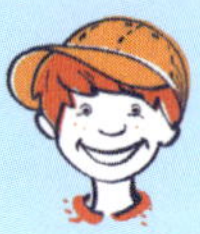

Soziales Kompetenztraining

- Selbstakzeptanz und **Akzeptanz** anderer
- Selbstwahrnehmung und **Wahrnehmung** anderer
- Sensibilisierung der eigenen **Gefühle** und Wahrnehmung der Gefühle anderer
- Eigene Wünsche und die **Bedürfnisse** anderer
- Umgang mit **Konflikten** und Übernahme anderer Perspektiven

Soziale Kompetenz: Bezieht sich auf alle Fertigkeiten, die für ein zufriedenstellendes Zusammenleben erforderlich sind.

Selbstwahrnehmung und Wahrnehmung anderer: Informationen werden selektiv wahrgenommen. Die Selektion hängt von persönlichen, emotionalen und sozialen Einflüssen ab. Beispielsweise nehmen Menschen mit einem aggressiven Temperament eher feindliche Reize aus der Umwelt wahr. Solche Menschen können häufig schlechter zwischen eigenen Absichten und den Absichten anderer Personen unterscheiden, das heißt, eigene aggressive Gedanken und Gefühle werden anderen Personen unterstellt. In einem solchen Fall könnte ein Trainingsziel sein, die nichtverbalen Anteile an der Kommunikation besser zu erkennen (zuverlässigere Interpretation der Körpersprache).

Gefühle: Auch hier geht es um das Erkennen nichtverbaler Körpersignale: Erkennen von Gefühlen am Gesichtsausdruck, an der Sprache oder der Körperhaltung. Die zuverlässige Interpretation von Bewegungen und Handlungen soll zu einem konstruktiven, gewaltfreien Umgang mit Konflikten und damit zur besseren sozialen Integration führen.

Modul 3 – Folie 26

Verhaltenstherapie IV

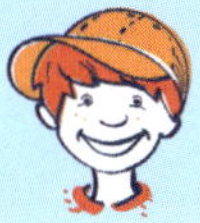

Familientherapie

- Einbeziehung aller Familienmitglieder
- Mobilisierung von Ressourcen innerhalb der Familie
- Stabilisierung der Beziehungen unter den Familienmitgliedern
- Verbesserung der intrafamiliären Kommunikation
- Entwicklung von Bewältigungsstrategien

Die Familientherapie wurde aus der Erfahrung heraus entwickelt, dass die in der Einzelbehandlung erzielten Erfolge häufig nur von begrenzter Dauer sind. Die Familientherapie beruht auf der Annahme, dass bei den Familienmitgliedern Selbstheilungskräfte (Ressourcen) vorhanden sind, die durch den Therapeuten bzw. die Therapeutin mobilisiert und unterstützt werden. Es gibt verschiedene Formen der Familientherapie: verhaltenstherapeutische, tiefenpsychologische, systemische Ansätze usw.

Die Wirksamkeit einer VT-Familientherapie ist gut belegt. Im Mittelpunkt steht die Bearbeitung von Konflikten und Kommunikationsproblemen in der Familie. Verhaltensmuster sollen verändert und soziale Kompetenzen aller Familienmitglieder gestärkt werden. Dabei stehen die familiäre Interaktion und Beziehungen im Vordergrund.

Modul 3 – Folie 27

Tiefenpsychologischer Ansatz

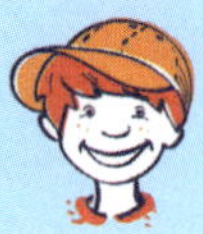

- **Frühe Umwelterfahrungen** haben einen Einfluss auf die Entwicklung des Individuums.
- Die Entstehung der ADHS wird durch eine **Beziehungsstörung** zu den primären Bezugspersonen begünstigt.
- Der impulsive Bewegungsdrang des Kindes wird als Versuch interpretiert, einen **emotionalen Konflikt** zu bewältigen.
- Die tiefenpsychologische Therapie ist **konfliktaufdeckend.**
- Die Therapie richtet sich nach dem sogenannten **Strukturniveau** der Störung.
- Tiefenpsychologische Therapie fokussiert weniger auf die Symptomatik, sondern auf deren tieferliegende Ursachen und auf die psychische Dynamik.

Weil ADHS als neurobiologisch begründete Störung betrachtet wird und wirksamer verhaltenstherapeutisch behandelt werden kann, spielt die tiefenpsychologische Perspektive und die entsprechende Behandlung in der Praxis eine Nebenrolle. Dennoch sollen hier neue Ansätze der TP benannt werden.

Die Tiefenpsychologie geht davon aus, dass der Säugling bzw. das Kleinkind (einschließlich seines Gehirns!) sowohl den biologischen Einflüssen des sich entwickelnden Körpers als auch der zwischenmenschlichen Beziehungserfahrung ausgesetzt ist.

Im Laufe dieses Entwicklungsprozesses kommt es zwangsläufig zu Konfliktkonstellationen, die vom Säugling bzw. Kleinkind bewältigt werden müssen. Solche Konflikte können beispielsweise zwischen den (triebhaften) Bedürfnissen des Säuglings bzw. Kleinkindes und den bestehenden äußeren Bedingungen entstehen. Ein solcher Konflikt wirkt sich unmittelbar auf die zwischenmenschlichen Beziehungen aus. Wird der Konflikt nicht bewältigt, kann es zur „Fixierung" des Konflikts und zur Bildung einer „Neurose" kommen.

Die Tiefenpsychologie hat den Fokus auf die Bewältigung dieser unbewussten Konflikte aus der Kindheit, die das ADHS-Verhalten letztendlich bestimmen. Die Therapeutin bzw. der Therapeut hat dabei eine aktive, unterstützende und verständnisvolle Rolle mit „Hilfs-Ich-Funktion" zur Verhinderung, dass sich das Kind in seinen Gedanken verliert.

Modul 3 – Folie 28

Neurofeedback bei ADHS

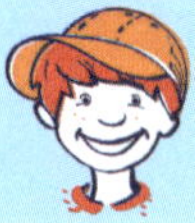

- Neurofeedback ist eine Methode der **Verhaltenstherapie.**
- Neurofeedback beruht auf der gemessenen **elektrischen Gehirnaktivität**, dem Elektroenzephalogramm (EEG).
- Die wissenschaftliche Grundlage der Neurofeedbacktherapie bei ADHS liegt in der Beobachtung abweichender Hirnströme bei den Betroffenen, die auf eine Dysregulation der Gehirnaktivität hinweisen.
- Mit der computergestützten Methode wird die **Aufmerksamkeit** spielerisch trainiert.
- Durch den Trainingsprozess verbessert das Kind die **Selbstregulation** seiner Aufmerksamkeit.

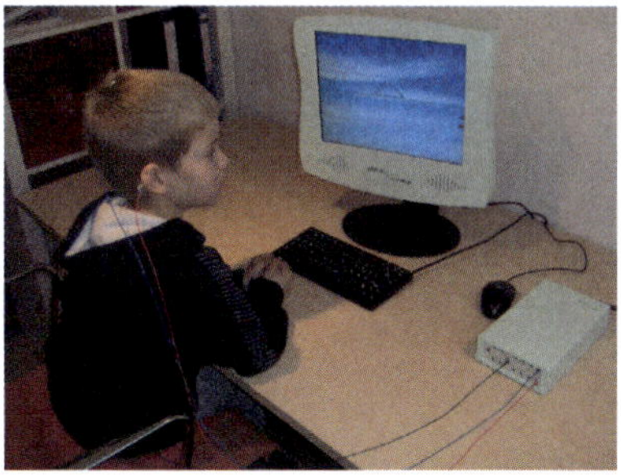

Bei diesem Verfahren sitzt das Kind vor einem Bildschirm und beeinflusst lediglich mittels Konzentrationszuständen bestimmte Abläufe auf dem Bildschirm. Dabei werden die Auswirkungen der Aufmerksamkeitsleistung über das EEG an den Bildschirm zurückgekoppelt. Auf diese Weise kann das Kind ohne Spielkonsole oder Tastatur z. B. einen Hubschrauber im Bild starten und fliegen lassen. Diese Methode erfordert eine hohe Motivation des Kindes. Bewährt haben sich mindestens 25 Sitzungen.

Die Forschungsergebnisse zur Wirksamkeit des Neurofeedbacks sind uneinheitlich. Eine Metaanalyse bestätigte anhaltende Effekte. Die Wirksamkeit konnte allerdings in einer neuen Metaanalyse nicht belegt werden. Es gibt aber einige Patient:innen, die auf die Methode gut ansprechen, doch diese können im Einzelfall vor dem Training nicht vorausgesagt werden (Van Doren et al. 2019; Westwood et al. 2025).

Modul 3 – Folie 29

Alternative Therapiemethoden

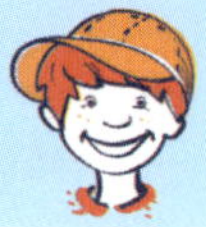

Digitale Gesundheitsanwendungen (DiGAs)

- basierend auf wissenschaftlich erprobten Methoden
- als Baustein der multimodalen Therapie bei ADHS
- Möglichkeit der Kostenübernahme durch die Krankenkasse

Probiotika – Mikrokulturenpräparate

- als Baustein in einem ganzheitlichen Therapieansatz bei ADHS
- Wirksamkeit nicht nachgewiesen

Es gibt eine Reihe von alternativen Therapiemethoden, deren Wirksamkeit und Nutzen nicht oder nicht ausreichend nachgewiesen sind, die jedoch häufig zum Einsatz kommen und zum Teil auch von den Krankenkassen bezahlt werden. Dazu gehören z. B. auch die Ergotherapie und Entspannungsmethoden in der Physiotherapie.

Die hier benannten Methoden finden Erwähnung, weil sie aktuell diskutiert werden und daher zu erwarten ist, dass Sie als Vortragende:r von Teilnehmer:innen darauf angesprochen werden. Weisen Sie ausdrücklich darauf hin, dass diese Methoden nur ein zusätzlicher Baustein in der multimodalen Therapie sein können.

Digitale Gesundheitsanwendungen (DiGAs) zur Behandlung von ADHS sind Apps und digitale Programme, die auf Rezept von Ärzt:innen und Psychotherapeut:innen verordnet werden können, um Betroffene und ihre Familien zu unterstützen. Beispiele sind ORIKO® oder attexis® für Erwachsene und hiToco® für Eltern von Kindern mit ADHS, oder medigital® ADHS/OPP, die Eltern von ADHS-Patient:innen im Vor- und Grundschulalter (4 bis 11 Jahre) unterstützt. Diese DiGAs bieten Inhalte zur therapeutischen Begleitung, Schulung im Alltag und zur Unterstützung im Erziehungsverhalten, basierend auf wissenschaftlich erprobten Methoden.

Die **Selbstmanagementkompetenz bei Erwachsenen mit ADHS** ist oft eingeschränkt. Eine Möglichkeit zur Überprüfung der eigenen Selbstmanagementkompetenz oder Fähigkeit zur Selbstregulation ist der wissenschaftlich validierte Selbstmanagement-Selbsttest (SMST). Der SMST erfasst die Selbstmanagementkompetenz im Zeitverlauf und lässt sich auf jedem iPhone durchführen. Die entsprechende App ist im App Store zu finden und kann kostenlos heruntergeladen werden (Wehmeier et al. 2020).

Probiotika bzw. Mikrokulturenpräparate sind lebende Mikroorganismen, die eine gesundheitsfördernde Wirkung entfalten können, indem sie das Gleichgewicht der Darmflora wiederherstellen, entzündliche Prozesse regulieren, die Darmbarriere stärken und die Kommunikation zwischen Darm und Gehirn positiv beeinflussen (über die sogenannte Darm-Hirn-Achse).

Bei Kindern mit ADHS zeigen Studien, dass sie häufiger eine veränderte Zusammensetzung des Darmmikrobioms (Darmflora) aufweisen. Daher werden diese Präparate gelegentlich verabreicht. Eine Metaanalyse aus dem Jahr 2024 fand allerdings keine Verbesserung durch Probiotika bei ADHS (Shun-Chin Liang et al. 2024).

Modul 3 – Folie 30

Möglichkeiten der Eltern

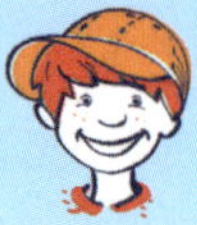

Ihre Möglichkeiten und Bewältigungsstrategien als Eltern

- Elterliche **Zuneigung**
- Grundsätzliche **Akzeptanz** des Störungsbildes
- Bedürfnisse des Kindes **respektieren**
- **Übereinstimmender** Erziehungsstil
- **Realistische** Einschätzung
- **Problemlösungsfertigkeit**
- Möglichkeit, **Konfliktstrategien** zu entwickeln
- **Aushalten** können

Erklären Sie den Teilnehmenden, was „Ressourcen“ bedeutet, nämlich Möglichkeiten, Fähigkeiten, Reserven.

Mit Bewältigungsstrategien ist „Resilienz“ (psychische Widerstandsfähigkeit) gemeint.

Machen Sie den Teilnehmenden klar, wie wichtig eine grundsätzlich positive Einstellung zum Kind und zur Familie ist.

Die Eltern bzw. Bezugspersonen müssen sich damit abfinden, dass ihr Kind eine psychische Störung hat. Sie müssen mit dieser Erkenntnis umgehen und das Beste daraus machen.

Wichtig für die Eltern bzw. Bezugspersonen ist das Zurückgreifen auch auf eigene Ressourcen. Diese müssen gepflegt werden!!

Modul 3 – Folie 31

Fähigkeiten des Kindes

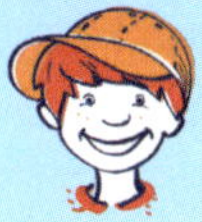

Fähigkeiten und Reserven des Kindes

- Spontaneität
- Kreativität
- Aufgeschlossenheit
- Humor
- Durchsetzungsfähigkeit
- Hilfsbereitschaft

Fragen Sie die Teilnehmenden nach den Ressourcen der Kinder. Jede:r sollte eine positive Eigenschaft seines Kindes benennen können. Diese Übung soll dazu beitragen, ressourcenorientiert (statt defizitorientiert) zu denken! Wenn es den Eltern schwerfällt, Ressourcen zu identifizieren, dann unterstützen Sie die Eltern unbedingt.

Modul 3 – Folie 32

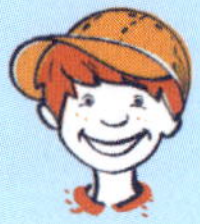

Zusammenfassung

- Wiederholung des letzten Moduls am Beispiel des **Teufelskreises**
- Entstehungsbedingungen und -Mechanismus
- **Therapiekonzepte**
- Ressourcen und Bewältigungsstrategien

Modul 4
Schwierigkeiten außerhalb der Familie und Hilfemöglichkeiten

Modul 4 – Folie 2

Zusammenfassung des letzten Moduls

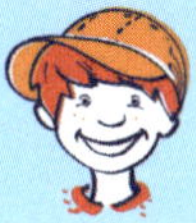

- Welche **Themen** wurden besprochen?
- Was war Ihnen **besonders wichtig**?
- Sind noch Fragen zur **Therapie** offen?

Die Themen von Modul 3 waren:

- Teufelskreis ADHS
- Pathogenese der ADHS
- Behandlungsmöglichkeiten (Medikamente, Psychotherapie, alternative Therapieformen)
- Ressourcen und Bewältigungsstrategien (Resilienz)

Modul 4 – Folie 3

Übersicht Modul 4

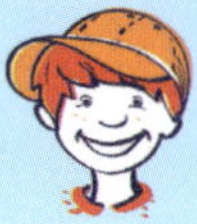

- Ineffektive und effektive **Erziehungsstrategien**
- Welche Möglichkeiten gibt es, eigene und fremde **Ressourcen** zu mobilisieren?

Erklären Sie an dieser Stelle erneut, was „Ressourcen“ bedeutet (Möglichkeiten, Fähigkeiten, Reserven).

Modul 4 – Folie 4

Ineffektive Erziehungsstrategien

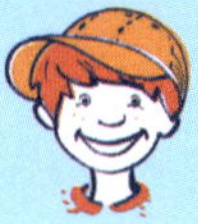

- Unzureichende Strukturierung
- Überforderung
- Endlose Diskussionen
- Konflikteskalation
- Frustration und Enttäuschung übermäßig/unreflektiert zeigen
- Unangemessene Bestrafung
- Böswilliges Ignorieren

Tragen Sie gemeinsam mit den Teilnehmenden ineffektive Erziehungsstrategien zusammen. Fordern Sie die Teilnehmenden dazu auf, selbstkritisch ihre eigenen ineffektiven Erziehungsstrategien zu identifizieren.

An dieser Stelle sollten auch die Erfahrungen besprochen werden, die die Teilnehmenden bisher mit diesem Psychoedukations-Programm gemacht haben (ca. 10–15 Minuten).

Modul 4 – Folie 5

Effektive Erziehungsstrategien I

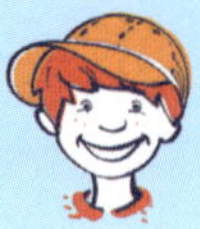

- **Klare Regeln, Absprachen** und **Rituale**
- Ordnung und **Struktur** vorgeben
- Ihrem Kind etwas **zutrauen**
- **Motivation** aufbauen
- Körperlicher **Bewegung** ermöglichen
- **Konstruktive** Auseinandersetzungen führen
- Angemessene **Konsequenzen** ziehen
- **Angemessene Äußerung** von Frustration und Enttäuschung
- **Loben, loben, loben!**

Grundsätzlich sollte die Strukturierung der Absprachen und Abläufe innerhalb der Familie thematisiert werden.

Lassen Sie einige Regeln und Rituale durch die Teilnehmenden wiederholen. Wenn die Teilnehmenden aktiviert werden, sind solche Wiederholungen nicht redundant.

Erinnern Sie an die Bedeutung positiver Zuwendung.

Erinnern Sie an den Teufelskreis: Häufig wird angemessenes Verhalten kaum belohnt, während unerwünschtes Verhalten häufig negative Aufmerksamkeit auf sich zieht.

Betonen Sie die Bedeutung angemessener Anforderungen und klarer Grenzen.

Es ist wichtig, dass negative Konsequenzen konsequent durchgesetzt und keine langen Diskussionen geführt werden.

Besonders wichtig sind einige wenige, aber klare, feststehende Regeln, die konsequente Einhaltung dieser Regeln sowie der korrekte Umgang mit Lob und Tadel. Ermahnungen können zu Hause und in der Schule auch nonverbal mit Gesten oder Handzeichen erfolgen und müssen somit den Geschwistern oder den Mitschüler:innen nicht auffallen. Erst im nächsten Schritt kann dann eine klare Ansage erfolgen und anschließend an negative Konsequenzen erinnert werden. Wenn diese Schritte nicht erfolgreich sind, dann sollten Eltern und Lehrer:innen die angedrohte Konsequenz umsetzen, ohne lange darüber zu diskutieren.

Kinder mit ADHS profitieren von vorgegebenen Strukturen und der Möglichkeit, sich fokussieren zu können. Deshalb ist in der Schule der Frontalunterricht besser geeignet als Gruppenarbeiten. In Gruppensituationen sollte Rücksicht darauf genommen werden, dass Schüler:innen mit ADHS schneller abgelenkt sind und es zu einer Reizüberflutung kommen kann.

Wenn die Situation einmal eskalieren sollte, dann sollten Sie zunächst das Kind aus dem Geschehen nehmen und beruhigen. Warten Sie, bis sich das Kind beruhigt hat, um dann die Situation gemeinsam durchzusprechen. Dabei sollten Sie keine Schuld zuweisen, sondern versuchen, eine echte Klärung herbeizuführen, sodass das Kind die Möglichkeit hat, Einsicht zu zeigen, selbst wenn es das Fehlverhalten zunächst nicht zugeben will.

Modul 4 – Folie 6

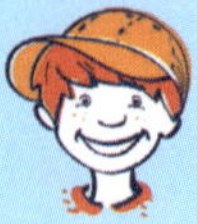

Effektive Erziehungsstrategien II

Wie kann ich mein Kind unterstützen, z. B. bei den Hausaufgaben?

- Hausaufgaben **täglich zur gleichen Zeit** machen lassen
- Mit **leichten Aufgaben beginnen**
- Aufgabenstellung **laut vorlesen** und in eigenen Worten erklären lassen
- **Lautes Denken** fördern (Selbstinstruktionstraining)
- **Pausen** machen
- In kleinen Schritten **loben**

Die Inhalte dieser Folie stellen eine Wiederholung dar. Erklären Sie auch noch einmal die Methode der Selbstinstruktion. Dies kann gut anhand der Hausaufgabensituation verdeutlicht werden, weil diese von den Eltern als besonders konflikthaft erlebt wird.

Modul 4 – Folie 7

Ressourcen

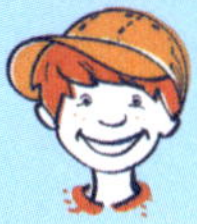

Welche Möglichkeiten gibt es, eigene und fremde Ressourcen zu mobilisieren?

- Kindergarten und Schule
- Freizeit
- Soziale Dienste
- Selbsthilfe

Dies ist eine Übersichtsfolie zum Thema Ressourcen. Auf den folgenden Folien wird dieses Thema vertieft.

Modul 4 – Folie 8

Kindergarten und Schule

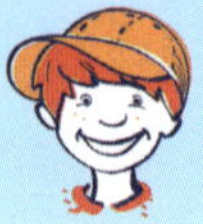

Welche Möglichkeiten der Kooperation gibt es mit dem Kindergarten und der Schule?

- Was ist im **Kindergarten** oder im **Hort** zu beachten?
- Was sollten die **Lehrer:innen** wissen?
- Wie gestaltet sich eine gute **Zusammenarbeit**?
- Welche besonderen **Bedürfnisse** hat Ihr Kind?

Modul 4 – Folie 9

Wichtig für Kindergarten und Hort

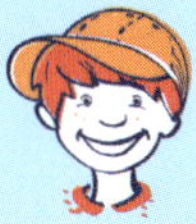

Was ist im Kindergarten oder im Hort zu beachten?

Gestaltung einer **positiven Beziehung** zwischen Erzieher:innen und dem Kind

- **Soziale Integration**
- Spiel- und Lernumgebung **strukturieren**
- **Krisenbewältigungsstrategien** für Konfliktfall
- **Regelmäßiger Informationsaustausch** zwischen Eltern und Erzieher:innen
- **Wechselseitige Wertschätzung**: Eltern und pädagogische Fachkräfte geben ihr Bestes!
- **Tauschen Sie sich aus** und unterstützen Sie sich gegenseitig.

Fragen Sie, ob Eltern von Kindergartenkindern im Raum sind. Fragen Sie nach verschiedenen Formen der Nachmittagsbetreuung (z. B. Hort, [betriebliche] Nachmittagsbetreuung, Hausaufgabenhilfe, Tagesstätten usw.). Heilpädagogische Tagesstätten haben sich in besonders problematischen Fällen bewährt, aber die Finanzierung muss beim Jugendamt als Jugendhilfemaßnahme beantragt werden.

Folgende Themen sind im Kindergarten oder der Nachmittagsbetreuung bzw. Hort wichtig:

- Gestaltung einer positiven Beziehung zwischen Erzieher:innen und dem Kind. Voraussetzung ist genügend Wissen über ADHS und Erfahrung im Umgang mit betroffenen Kindern.
- Soziale Integration. Die sozialen Fertigkeiten und die Frustrationstoleranz sollten durch angemessene Spiele geübt und gestärkt werden.
- Strukturierung der Spiel- und Lernumgebung. Klare Strukturen, feste Regeln und Rituale, eindeutige Botschaften und häufige Wiederholungen sind im Umgang mit betroffenen Kindern wichtig.
- ADHS-Kindergartenkinder brauchen eine positive Verstärkung, während sie etwas Neues ausprobieren.

- Krisenbewältigungsstrategien im Konfliktfall sollten am besten unter Einbeziehung der Kinder im Voraus besprochen werden. Verhaltensweisen gegenüber Erwachsenen sollten nicht persönlich genommen werden. Erwachsene sollten den Überblick behalten, vorausschauend handeln und Misserfolgen der Kinder möglichst zuvorkommen.
- Regelmäßiger Informationsaustausch zwischen Eltern und Erzieher:innen ist wichtig. Beide Seiten sollten die Möglichkeit haben, sich über das Verhalten der Kinder auszutauschen. Besondere situative Umstände sollten berücksichtigt werden und gegebenenfalls Eingang in den Verstärkerplan finden.

Modul 4 – Folie 10

Wichtig für Lehrkräfte

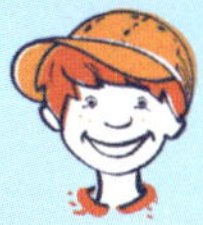

Was sollten Lehrkräfte wissen?

- ADHS ist eine **neurobiologische Entwicklungsstörung (drei verschiedene Formen: 1. Unaufmerksam, 2. Hyperaktiv, 3. Gemischtes Erscheinungsbild)**.
- Die **ADHS-Kernsymptome** müssen nicht gemeinsam auftreten.
- Leistungsversagen bei ADHS ist **keine Frage der Intelligenz**.
- Hoher Anteil mit **Teilleistungsstörungen**.
- **Stimmungsschwankungen** sind häufig.
- Dauernde Misserfolge erzeugen eine geringe **Frustrationstoleranz**.
- Es bestehen Auffälligkeiten im **sozialen Miteinander**.
- Hohe **Risikobereitschaft** und gefahrenträchtiges Verhalten.

Lehrer:innen sollten das wissenschaftlich akzeptierte Krankheitsmodell für ADHS kennen: Neurobiologische Faktoren bilden die Grundlage der Störung, psychosoziale Faktoren tragen sekundär zur Ausprägung bzw. Aufrechterhaltung der Problematik bei. Arbeit in Gruppen ist für ADHS-Kinder generell schwierig. Eltern sollten Lehrer:innen, die sich nicht auskennen, mit Informationsmaterial versorgen und auf die Symptomatik und die speziellen Bedürfnisse ihres Kindes hinweisen.

Lehrer:innen sollten nach Möglichkeit auch Hintergrundinformationen zu dem betroffenen Kind erhalten, damit sie das Verhalten des Kindes und auch die Reaktion der oft verzweifelten Eltern nicht persönlich nehmen! Die Situation kann eskalieren, wenn Lehrer:innen die Verhaltensweisen der Kinder als Reaktion auf den eigenen Unterricht oder die eigene Person wahrnehmen, also persönlich nehmen.

Die Reaktion mancher Lehrer:innen geht dann oft mit negativen Gefühlen einher, was zu einem unangemessenen Umgang mit den betroffenen Kindern führen kann (z. B. Bloßstellen des Kindes vor der Klasse, Repressalien, Ausschluss aus der Klassengemeinschaft). Ein solcher Umgang ist mit einer professionellen, konstruktiven Förderung nicht vereinbar. In solchen Fällen sollte ein:e Vertrauenslehrer:in, ein Schulsozialpädagoge bzw. eine Schulsozialpädagogin oder ein Schulpsychologe bzw. eine Schulpsychologin hinzugezogen werden.

Bei auffälligen Kindern mit ADHS sollte ein individueller Nachteilsausgleich mit verschiedenen entlastenden Maßnahmen im Unterricht gewährt werden (z. B. Sitzplatz entsprechend auswählen, eventuell Kopfhörer zur Geräuschunterdrückung tragen lassen, mehr Zeit bei der Bearbeitung von Aufgaben einräumen etc.).

Grundschulkinder mit ADHS können durch ihre Hyperaktivität viel Unruhe in die Klasse bringen. Es ist gut, wenn ein Weg gefunden werden kann, dass die Kinder regelmäßig ihrem Bewegungsdrang nachkommen können, ohne zu stören. Sie brauchen eine engmaschigere Zuwendung im Unterricht sowie beim Erledigen der Hausaufgaben als andere Kinder. Zuwendung ist auch bei der Nachmittagsbetreuung wichtig. Oft sind sie mit der Menge der Hausaugaben hoffnungslos überfordert.

Jugendliche mit ADHS brauchen mehr Fremdmotivation und Lob. Sie müssen in ihrem Zeitmanagement unterstützt werden und es sollte ihnen im Rahmen eines Nachteilsaugleichs in der Schule mehr Zeit bei schriftlichen Arbeiten eingeräumt werden, insbesondere wenn sie sehr langsam in der Bearbeitung der Aufgaben sind. Lernaufträge werden meist sehr lange hinausgeschoben.

Wichtig ist es auch, die vergleichsweise sehr geringe Frustrationstoleranz zu beachten. Außerdem können Jugendliche mit einer ADHS unangenehm durch unpassende Kommentare und einen starken Rededrang auffallen.

Sowohl in der Grundschule wie auch an der weiterführenden Schule kann im Rahmen inklusiver Maßnahmen (in Zusammenarbeit mit dem Jugendamt) eine „schulische Assistenz" hinzugezogen werden. Manche Eltern wollen sich zunächst nicht darauf einlassen, weil sie Angst vor einer Stigmatisierung haben. Dann können Sie den Eltern raten, sich an eine andere Institution im Helferkreis zu wenden und sich von dieser beraten zu lassen (z. B. Erziehungsberatungsstelle, Kinder- und Jugendlichenpsychotherapeut:innen, Kinder- und Jugendpsychiater:innen).

Modul 4 – Folie 11

Wichtig schulintern

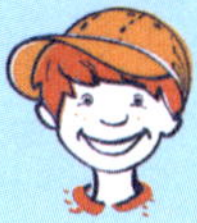

Wie gelingt gute Zusammenarbeit in der Schule?

- Tauschen Sie Ihr **Wissen** über die Störung des Kindes mit der Lehrerin oder dem Lehrer aus.
- Information an die Lehrer:innen auch beim **Schul-** oder **Klassenwechsel.**
- Erklären Sie die **Bedürfnisse** Ihres Kindes.
- Besprechen Sie die möglichen besonderen **Maßnahmen** für Ihr Kind.
- Beziehen Sie die Lehrer:innen nach Möglichkeit in die **Diagnostik** mit ein.
- Zeigen Sie den Lehrer:innen die **Ergebnisse** der Untersuchungen.

Alle Beteiligten sollten sich grundsätzlich um einen offenen Umgang mit dem Thema ADHS bemühen. Kooperation ist wichtig, damit Konflikte nicht auf dem Rücken der Kinder ausgetragen werden.

Die Kompetenz der Lehrer:innen sollte nicht infrage gestellt werden. Stattdessen sollten alle Beteiligten gemeinsam an der für das jeweilige Kind besten Lösungen arbeiten.

Sie können als Vortragende:r den Teilnehmenden das Gefühl vermitteln, dass sie durch das Elterntraining besonders gut informiert sind und souveräner reagieren können als jemand, der nicht so gut informiert ist.

An dieser Stelle entstehen häufig Diskussionen mit Eltern, die von dem Verhalten von Lehrer:innen enttäuscht sind. Deshalb ist es außerordentlich wichtig, eine positive Stimmung im Raum aufrechtzuerhalten. Nehmen Sie die Lehrer:innen als Berufsgruppe in Schutz, vermeiden Sie Generalisierungen, lassen Sie aber zugleich negative Schilderungen der Eltern als (bedauerliche) Einzelfälle im Raum stehen.

Modul 4 – Folie 12

Bedürfnisse des Kindes in der Schule

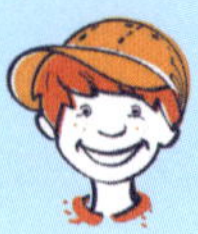

Welche Bedürfnisse hat das Kind in der Schule?

- Stark strukturierter Ablauf des Unterrichts
- Verhaltensregeln und Rituale
- Klare Arbeitsanweisungen
- Wenig Ablenkungsmöglichkeiten
- Viel direkte Ansprache und Blickkontakt
- Klare, kurze Instruktionen
- Direktes, positives Feedback
- Bewegungsbedürfnis kanalisieren
- Besondere Unterstützung bei Gruppenarbeiten
- Eventuell mehr Zeit für die Aufgabenbewältigung

Kinder mit ADHS brauchen stärker strukturierten Unterricht und weniger freie Arbeit. Der Wechsel zwischen verschiedenen Aktivitäten im Unterricht ist wichtig.

Kinder mit ADHS sollten in der Klasse möglichst weit vorne sitzen. So sind Blickkontakt und direkte Ansprache einfacher.

Für Kinder mit ADHS sind sowohl Gruppenarbeit als auch Gruppentische problematisch.

Kinder mit ADHS benötigen kurze, aber regelmäßige Rückmeldungen, insbesondere auch nach Ende des Unterrichts. Diese Rückmeldungen sollten positiv sein (Lob!).

Modul 4 – Folie 13

Fördermöglichkeiten

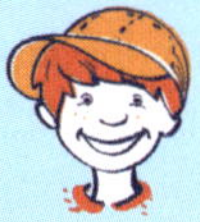

Welche schulpädagogischen Fördermöglichkeiten gibt es?

Zusätzlicher **Förderunterricht** im Rahmen des normalen Stundenplans:

- Überprüfung auf **sonderpädagogischen Förderbedarf**
  - für Lernhilfe
  - sozial-emotionale Entwicklung
- Der sogenannte **Nachteilsausgleich** (z. B. bei Teilleistungsstörung)
- Der **Schulpsychologische Dienst**
- **Schulsozialpädagoge bzw. Schulsozialpädagogin oder Vertrauenslehrer:in**

Viele Schulen bieten zusätzlichen Förderunterricht für besonders leistungsschwache Schüler:innen an.

Grundsätzlich sollte eine Förderbeschulung bei normaler Intelligenz erst dann in Erwägung gezogen werden, wenn sozialpädagogische und therapeutische Interventionen alleine nicht erfolgreich waren. Eine angemessene Beschulung kann die Lebensqualität des Kindes deutlich erhöhen!

In der Regel sind Sonderpädagog:innen aus Beratungs- und Förderzentren vom Schulamt beauftragt.

Kinder und Jugendliche mit ADHS bekommen meist den Förderschwerpunkt „emotionale und soziale Entwicklung“ zugesprochen. Es geht also um Auffälligkeiten im Sozialverhalten. Durch das Jugendamt wird dabei nach § 35a BSG VIII die Eingliederungshilfe für Kinder und Jugendliche mit seelischer Behinderung oder drohender seelischer Behinderung festgestellt. Ob dazu die Voraussetzungen gegeben sind, überprüft ein:e Kinder- und Jugendpsychiater:in oder Kinder- und Jugendlichenpsychotherapeut:in mittels einer ausführlichen Diagnostik und erstellt ein entsprechendes Gutachten.

Im Rahmen der Inklusion kann bei Bewilligung eine schulische Assistenzkraft (bzw. Schulbegleiter:in, Integrationshelfer:in oder Inklusionsassistent:in) zur Unterstützung der Schüler:innen mit besonderen Bedarfen im Schulalltag hinzugezogen werden, um ihre Teilhabe an Bildung zu ermöglichen und die Lehrer:innen zu entlasten. Es kann aber auch beschlossen werden, dass der bzw. die betroffene Schüler:in an einer Schule mit dem Förderschwerpunkt emotionale und soziale Entwicklung beschult wird.

Sonderpädagogischer Förderbedarf: Diesen gibt es mit den Förderschwerpunkten: Lernen, Sprachheilförderung, Sehen, Hören, emotionale und soziale Entwicklung, geistige Entwicklung, körperliche und motorische Entwicklung. Sie variieren je nach Bundesland. Im Rahmen dieses Verfahrens erarbeiten eine sonderpädagogische Lehrkraft und ein:e Lehrer:in der allgemeinen Schule gemeinsam ein Gutachten. Dabei beziehen sie, neben den eigenen Beobachtungen und Testergebnissen, die Ergebnisse der von der Schulaufsichtsbehörde veranlassten schulärztlichen Untersuchung ein. Als Grundlage für das Gutachten dienen Unterrichtsbeobachtungen, standardisierte Tests, wie beispielsweise Intelligenztests oder Schulleistungstests, Beobachtungen der abgebenden Schule bzw. des Kindergartens, das schulärztliche Gutachten, Beobachtungen der Eltern etc. Ziel des Gutachtens ist die Feststellung des Förderbedarfs und der geeigneten Schule/Institution für das jeweilige Kind. Dabei werden idealerweise konkrete Aussagen zu den Förderschwerpunkten und den notwendigen Hilfen gemacht. Auch medizinische Empfehlungen in Rücksprache mit dem Schulärztlichen Dienst können Inhalt sein.

Nachteilsausgleich: Diesen können Schüler:innen mit besonderen Schwierigkeiten beim Lesen, Rechtschreiben oder Rechnen erhalten, aber auch bei ADHS ohne komorbide Störungen. Die Entscheidung über die Gewährung und die Dauer eines Nachteilsausgleichs trifft der Schulleiter oder die Schulleiterin nach Anhörung der Klassenkonferenz auf Antrag der Eltern. Der Nachteilsausgleich wird individuell angepasst. Die Folgende Auflistung von Maßnahmen hat keinen Anspruch auf Vollständigkeit:

- Kopfhörer zur Geräuschunterdrückung
- Einzelsitzplatz nahe bei der Lehrerkraft
- verlängerte Arbeitszeiten, etwa bei Klassenarbeiten
- Notenschutz bezüglich der Rechtschreibung oder beim Rechnen
- Bereitstellen oder Zulassen spezieller technischer und didaktischer Hilfs- oder Arbeitsmittel (z. B. Tablet, Wörterbuch, Computer, größere bzw. spezifisch gestaltete Arbeitsblätter, größere Lineatur, spezielle Stifte usw.), differenzierte Aufgabenstellung (z. B. Reduzierung des Aufgabenbereichs, insbesondere bei entsprechenden Schwierigkeiten in den Fächern Deutsch, Fremdsprachen oder – in der Grundschule – beim Rechnen)
- mündliche statt schriftlicher Prüfung (z. B. einen Aufsatz einsprechen)

Schulpsychologischer Dienst: Dieser kann – sofern vorhanden – bei Bedarf hinzugezogen werden. Das Angebot ist regional unterschiedlich. Zu den häufig angebotenen Interventionen gehören: Schullaufbahnberatung, Förderplanung und Förderberatung, psychologische Beratung von Eltern und Lehrer:innen, Mediation zwischen Schule und Eltern im Konfliktfall, manchmal auch Betreuung und Behandlung von einzelnen Schüler:innen oder Schülergruppen.

An manchen Schulen sind auch **Sozialpädagog:innen** angestellt, die bei konflikthaften Interaktionen unter den Schüler:innen intervenieren. **Vertrauenslehrer:innen** (Verbindungslehrer:innen) werden von den Schüler:innen gewählt und fungieren oft als Schlichter:innen, Mediator:innen oder auch als Vertrauenspersonen für Schüler:innen mit persönlichen Problemen.

Modul 4 – Folie 14

Kinder- und Jugendhilfe

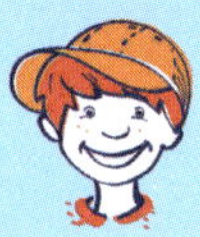

Welche Unterstützung bietet die Kinder- und Jugendhilfe?

Regelungen im Kinder- und Jugendhilfegesetz

- Hilfe zur Erziehung (§ 27 ff. SGB VIII)
- Hilfe für junge Volljährige (§ 41 SGB VIII)
- Eingliederungshilfe (§ 35a SGB VIII)

Auszüge aus dem Sozialgesetzbuch (SGB)

Hilfe zur Erziehung § 27 SGB-VIII: Ein Personensorgeberechtigter hat bei der Erziehung eines Kindes oder eines Jugendlichen Anspruch auf Hilfe (Hilfe zur Erziehung), wenn eine dem Wohl des Kindes oder des Jugendlichen entsprechende Erziehung nicht gewährleistet ist und die Hilfe für seine Entwicklung geeignet und notwendig ist.

Hilfe für junge Volljährige § 41 SGB-VIII: (1) Einem jungen Volljährigen soll Hilfe für die Persönlichkeitsentwicklung und zu einer eigenverantwortlichen Lebensführung gewährt werden, wenn und solange die Hilfe aufgrund der individuellen Situation des jungen Menschen notwendig ist. Die Hilfe wird in der Regel nur bis zur Vollendung des 21. Lebensjahres gewährt; in begründeten Einzelfällen soll sie für einen begrenzten Zeitraum darüber hinaus fortgesetzt werden. (2) Für die Ausgestaltung der Hilfe gelten § 27 Abs. 3 sowie die §§ 28 bis 30, 33 bis 36, 39 und 40 entsprechend mit der Maßgabe, dass an die Stelle des Personensorgeberechtigten oder des Kindes oder des Jugendlichen der junge Volljährige tritt. (3) Der junge Volljährige soll auch nach Beendigung der Hilfe bei der Verselbständigung im notwendigen Umfang beraten und unterstützt werden.

Eingliederungshilfe § 535a SGB-VIII: (1) Kinder oder Jugendliche haben Anspruch auf Eingliederungshilfe, wenn ihre seelische Gesundheit mit hoher Wahrscheinlichkeit länger als sechs Monate von dem für ihr Lebensalter typischen Zustand abweicht, und (2) daher ihre Teilhabe am Leben in der Gesellschaft beeinträchtigt ist oder eine solche Beeinträchtigung zu erwarten ist. Die Hilfe wird nach dem Bedarf im Einzelfall (a) in ambulanter Form, (b) in Tageseinrichtungen für Kinder oder in anderen teilstationären Einrichtungen, (c) durch geeignete Pflegepersonen und (d) in Einrichtungen über Tag und Nacht sowie sonstigen Wohnformen geleistet.

Modul 4 – Folie 15

Soziale Dienste

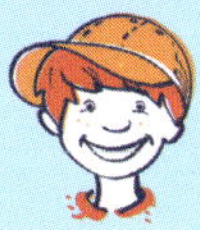

Welche sozialen Dienste kann ich in Anspruch nehmen?

Erziehungsberatungsstellen

- Pädagogische Beratung
- Evtl. Elterngruppen
- Evtl. Familientherapie

Hilfe zur Erziehung über das Jugendamt

- Sozialpädagogische Familienhilfe
- Erziehungsbeistandschaft
- Sozialpädagogische Einzelfallhilfe
- Sozialpädagogische Lernhilfe
- Tagesgruppen

Die **Sozialpädagogische Familienhilfe** gehört zu den Hilfen zur Erziehung. Durch die intensive Beratung und Begleitung der Familie werden Lösungen von Alltagsproblemen und Konfliktbewältigung ausprobiert und eingeübt. In der Regel ist sie für einen längeren Zeitraum (1–2 Jahre) gedacht. Voraussetzung für die Gewährung von Sozialpädagogischer Familienhilfe (SPFH) ist ein Antrag der Eltern und die Aufstellung eines Hilfeplans (§ 36 SGB VIII), in dem die Probleme und die Lösungsschritte einschließlich gemeinsamer Ziele und Überprüfungszeiträume festgelegt werden. Indikation für die intensive Hilfe sind Familien, in denen eine Multiproblematik vorliegt (emotionale, soziale und ökonomische Probleme).

Erziehungsbeistandschaft: In der Abgrenzung zu den Leistungen der Sozialpädagogischen Familienhilfe setzt dieses Leistungsangebot weniger die aktive Mitwirkungsbereitschaft der Personensorgeberechtigten voraus. Der Einsatz zielt auf eine Stärkung und Förderung des Kindes, des bzw. der Jugendlichen oder des bzw. der jungen Volljährigen in seiner bzw. ihrer individuellen Problemlage. Unter Erhaltung seines oder ihres vertrauten Familien- und Umweltbezuges wird der Weg in eine autonome Lebensgestaltung vorbereitet und begleitet. Vor allem stellen die Förderung der Freizeitaktivitäten sowie der Aufbau oder der Erhalt sozialer Kontakte und – bedarfsbezogen – der Wiederaufbau von Kommunikationsbereitschaft mit der eigenen Familie wichtige Teilziele der Leistung dar. Als wesentlicher Aspekt ist zu verhindern, dass Kinder, Jugendliche oder junge

Volljährige sich isolieren und sowohl in der eigenen Familie als auch in der Schule oder im weiteren sozialen Umfeld zu Außenseiter:innen werden.

Die **sozialpädagogische Einzelfallhilfe** ist eine ambulante Form der Erziehungshilfe, die jungen Menschen in schwierigen Lebenslagen individuelle Unterstützung bietet, um ihre soziale Integration und eine eigenverantwortliche Lebensführung zu fördern. Anspruchsberechtigt sind Kinder und Jugendliche unter 18 Jahren, sofern die Unterstützung für die Entwicklung notwendig und geeignet ist. Die Hilfe können entweder die Erziehungsberechtigten oder die Jugendlichen selbst beantragen. Der Umfang und die Art der Hilfe werden nach individuellem Bedarf im Hilfeplanverfahren festgelegt.

Die **Sozialpädagogische Lernhilfe** soll jungen Menschen helfen, individuelle Lernhemmnisse und im Zusammenhang mit Lernen auftretende Verhaltensauffälligkeiten abzubauen und ihr Interesse und ihre Fähigkeiten zum selbstständigen Lernen zu entwickeln und zu fördern. Darüber hinaus soll Sozialpädagogische Lernhilfe Unterstützung bei der Aufarbeitung von Lerndefiziten leisten und die Teilhabe am gesellschaftlichen Leben sichern. Sie dient der individuellen sozialen und schulischen Förderung und Entwicklung.

Modul 4 – Folie 16

Freizeitgestaltung

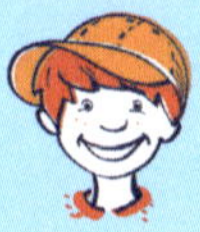

Wie gestalte ich die Freizeit meines Kindes angemessen?

- **Bewegung** ist wichtig (regelmäßiger Sport im Verein)
- Mögliche **Gefahren** eingrenzen („Gefahrenblindheit“)
- **Kreativität** fördern
- **Nicht zu viele Termine** (abendliches „Zur-Ruhe-Kommen“ beachten)
- **Familienzeiten** bewusst einplanen
- 1 x täglich eine **gemeinsame Mahlzeit** in der Familie
- **Medienzeiten** begrenzen und festlegen

An den Tagen, an denen Ihr Kind Sport treibt, wird es ausgeglichener und weniger hyperaktiv sein. Der Gruppensport hat in der ADHS-Behandlung einen sehr hohen Stellenwert, da er zur „Kanalisierung“ der Hyperaktivität beitragen kann (Li et al. 2023).

Kinder und Jugendliche mit ADHS sind unfallanfällig und setzen sich Gefahren aus, weil sie zu impulsiven Handlungen neigen und das Bedürfnis nach neuen, intensiven Erfahrungen haben mit der Bereitschaft, dafür auch Risiken in Kauf zu nehmen. Das Belohnungssystem des Gehirns braucht stärkere Anreize, um sich belohnt zu fühlen. Fragen Sie hier die Teilnehmenden, ob sie solche Situationen bei Ihrem Kind kennen (z. B. Downhill-Biking, Roofing [Selfies an sehr gefährlichen Orten], Subway Surfing [sich an U-Bahnen anhängen], Drogen- oder Alkoholkonsum).

Weil ADHS-Kinder meist kreativ sind, sollten Eltern die Begabungen ihres Kindes fördern.

Das familiäre Zusammenleben braucht mit ADHS-Kindern feste Strukturen und soll Sicherheit vermitteln. Der Zeitaufwand mit ADHS-Kindern ist größer. Thematisieren Sie hier, ob und wie es gelingen kann, wenn beide Elternteile oder ein alleinerziehendes Elternteil Vollzeit arbeiten müssen.

Gemeinsame Mahlzeiten in der Familie haben positive Effekte auf Gesundheit, familiäre Beziehungen und die Entwicklung der Kinder. Es stärkt die Bindung und die Kommunikation, vermittelt Sicherheit und Geborgenheit. Auch wenn das Essensritual mit ADHS-Kindern konflikthaft sein kann (alle im Auditorium werden das kennen), ist es sehr wichtig!

Sie, als Eltern, haben die unbedingte erzieherische Aufgabe, den Medienkonsum entsprechend der Richtlinien einzuschränken. Ihr Kind, insbesondere mit ADHS, möchte auf den Genuss nicht verzichten. Es muss Ihnen klar sein, dass Sie hier die Verantwortung für die positive Entwicklung des noch unreifen Gehirns Ihres Kindes haben, insbesondere auch, weil das Gehirn mit ADHS schon eine neurobiologische Entwicklungsstörung hat. Es geht nicht darum, den Medienkonsum gänzlich zu verbieten, es geht darum, ein Maß zu finden und dieses Maß selbst vorzuleben (z. B. kein Handygebrauch während des Essens oder ein Gespräch mit dem Kind nicht unterbrechen, wenn man das Signal für eine Nachricht auf dem Handy empfängt).

Modul 4 – Folie 17

Gleichaltrige

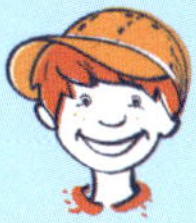

Welche Rolle spielen Gleichaltrige?

- Fördern Sie den Umgang mit anderen Kindern.
- Seien Sie gerecht bei der Schlichtung von Streitigkeiten.
- Schützen Sie Ihr Kind rechtzeitig vor einer Reizüberflutung.
- Unterstützen Sie Freundschaften.
- Gruppensport ist gut für Ihr Kind.
- Förderung der Kreativität Ihres Kindes ist gewinnbringend.

Neben dem Gruppensport ist das Spielen mit Gleichaltrigen wegen der Interaktion mit anderen Kindern wichtig. Der Nutzen hängt allerdings immer auch von der Zusammensetzung der Gruppe ab.

Das Spielen mit Gleichaltrigen ist auch zur Förderung der Kreativität günstig (z. B. Rollenspiele, Theatergruppen, Spielgemeinschaften, Pfadfinder:innen etc.).

Allerdings sollten Kinder mit ADHS durch das Spielen mit Gleichaltrigen nicht überfordert werden. Um „Reizüberflutung“ zu vermeiden, sollten z. B. nicht zu viele Kinder auf einen Kindergeburtstag eingeladen werden.

Modul 4 – Folie 18

Möglichkeiten der Selbsthilfe

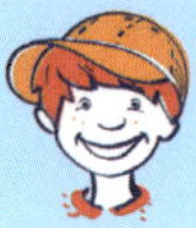

Elterntelefon: 0800 1110550 (www.nummergegenkummer.de) – kostenlose und anonyme Beratung für Eltern und Kinder

Selbsthilfegruppen: ADHS Deutschland e. V. (www.adhs-deutschland.de) – Selbsthilfe für Menschen mit ADHS

Portal für Betroffene, Eltern und Angehörige: www.adhs.info

Österreich: ADAPT Arbeitsgruppe zur Förderung von Personen mit AD/HS und Teilleistungsschwächen (www.adapt.at)

Schweiz: ELPOS – Dachverband der regionalen Elternvereine für Kinder und Jugendliche mit leichten psychoorganischen Funktionsstörungen (www.elpos.ch)

Die Literatur zu ADHS ist zwar sehr vielfältig, oft aber auch unsachlich, tendenziös oder sogar manipulativ. Daher ist es gut, stets verschiedene Webseiten auf ihre Inhalte zu überprüfen. Fundierte Informationen erhalten die Eltern am besten über die Berufsverbände der Kinder- und Jugendpsychiater:innen, der Psychologischen Kinder- und Jugendpsychotherapeut:innen und der Kinder- und Jugendärzte und -ärztinnen. Wenn kurzfristig keine anderweitige Unterstützung zu finden ist, kann auch über das Elterntelefon Rat eingeholt werden (gleiche Nummer auch für Kinder!).

Selbsthilfegruppen sind neben der Bereitstellung von sachdienlichen Informationen auch ein guter Anlaufpunkt für einen Austausch unter Betroffenen und Angehörigen.

Modul 4 – Folie 19

Kompetenznetzwerke und Arbeitsgemeinschaften ADHS

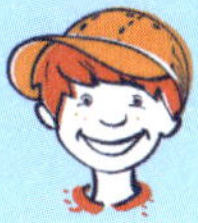

- Bundesministerium für Gesundheit: www.adhs.info
- Zentrales ADHS-Netz: www.zentrales-adhs-netz.de
- Arbeitsgemeinschaft ADHS der Kinder- und Jugendärzte (AG ADHS): www.ag-adhs.de
- Bundesverband Arbeitskreis Überaktives Kind (BVAÜK): www.bv-auek.de
- *Schweiz:* www.adhs.ch

Buchempfehlung

Barkley RA. Das große ADHS-Handbuch für Eltern. Verantwortung übernehmen für Kinder mit Aufmerksamkeitsdefizit und Hyperaktivität. 5. Aufl., Hogrefe, Göttingen 2025

Wenn betroffene Eltern bzw. Bezugspersonen Internetrecherchen zum Thema ADHS durchführen, sollten sie darauf achten, wer Herausgeber:in der jeweiligen Seiten ist. Zuverlässige Informationen bieten z. B. die fachärztlichen Arbeitsgemeinschaften auf Bundesebene. Besondere Vorsicht ist geboten, wenn über das Internet etwas verkauft werden soll oder wenn einfache Lösungen für komplexe Probleme angeboten werden.

Modul 4 – Folie 20

Zusammenfassung

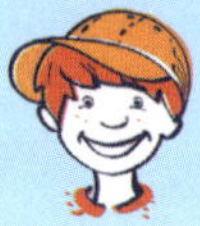

- Ineffektive und effektive Erziehungsstrategien
- Schule
- Freizeit
- Soziale Dienste
- Möglichkeiten der Selbsthilfe

Modul 4 – Folie 21

Zusammenfassung der letzten 4 Module

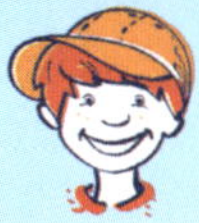

- **Was ist AD(H)S** und wie wird es **diagnostiziert**?
- Wie wichtig sind **Regeln** und **Loben** in Zusammenhang mit AD(H)S?
- Wie führe ich einen **Verstärkerplan** ein?
- Wie setze ich **Konsequenzen** ein und wie gehe ich mit meinem eigenen Ärger um?
- Wie wird AD(H)S **behandelt**?
- Was sind **ineffektive** und **effektive Erziehungsstrategien**?
- Welche Möglichkeiten gibt es, eigene und fremde **Ressourcen** zu mobilisieren?

Literaturverzeichnis

Amen DG, Carmichael BD (1997). High-resolution brain SPECT imaging in ADHD. Annals of Clinical Psychiatry; 9: 81–86

American Psychiatric Association (APA, 1996). Diagnostisches und statistisches Manual psychischer Störungen DSM-IV. Übersetzt nach der vierten Auflage des Diagnostic and Statistical Manual of Mental Disorders der American Psychiatric Association. Hogrefe, Göttingen

American Psychiatric Association (APA, 2025). Diagnostisches und Statistisches Manual Psychischer Störungen – Textrevision (DSM-5-TR). Hogrefe, Göttingen

Anastopoulos AD, Shelton TL, DuPaul GJ, Guevremont DC (1993). Parent training for attention-deficit hyperactivity disorder: its impact on parent functioning. J Abnorm Child Psychol; 21: 581–596

Arbeitsgemeinschaft der Wissenschaftlichen Medizinischen Fachgesellschaften (AWMF), S3-Leitlinie ADHS im Kindes-, Jugend- und Erwachsenenalter, Kurzfassung (2018): https://ag-adhs.de/assets/Uploads/awmf-Leitlinie-ADHS-2018-v2.pdf

Ayano G, Demelash S, Gizachev Y, Tsegay L, Alati, R (2023). The global prevalence of attention deficit hyperactivity disorder in children and adolescents. An umbrella review of meta-analyses. Journal of Affective Disorders. doi: 10.1016/j.jad.2023.07.071

Baker C (1993). From chaos to order. A nursing-based psychoeducation program for parents of children with attention-deficit hyperactivity disorder. Can J Nurs Res; 31: 71–75

Banaschewski T, Coghill D, Santosh P, Zuddas A, Asherson P, Buitelaar J, Danckaerts M, Döpfner M, Faraone SV, Rothenberger A, Sergeant J, Steinhausen HC, Sonuga-Barke EJ, Taylor E (2006). Long-acting medications for the hyperkinetic disorders. A systematic review and European treatment guideline. Eur Child Adolesc Psychiatry; 15: 476–495

Banaschewski T, Roessner V, Uebel H, Rothenberger A (2004). Neurobiologie der Aufmerksamkeitsdefizit-/Hyperaktivitätsstörung (ADHS). Kindheit und Entwicklung; 13(3): 137–147

Barkley RA (2025). Das große ADHS-Handbuch für Eltern. Verantwortung übernehmen für Kinder mit Aufmerksamkeitsdefizit und Hyperaktivität. 5. Aufl., Hogrefe, Göttingen

Barlow J, Stewart-Brown S (2000). Behavior problems and group-based parent education programs. J Dev Behav Pediatr; 21: 356–370

Becker K, Wehmeier PM, Schmidt MH (2005). Das noradrenerge Transmittersystem bei ADHS. Grundlagen und Bedeutung für die Therapie. Georg Thieme, Stuttgart

Becker L, Goobic K, Thomas S (2009). Advising families on AD/HD: a multimodal approach. Pediatr Nurs; 35: 47–52

Bender M, D'Amelio R, Retz W (2016). Psychoedukation und Coaching bei adulter ADHS. In: Bäuml J, Behrendt B, Henningsen P, Pitschel-Walz G (Hrsg.): Handbuch der Psychoedukation für Psychiatrie, Psychotherapie und Psychosomatische Medizin: 304–314. Schattauer, Stuttgart

Bender M, Wehmeier PM, Steup M, Helfrich A (2020). Stress am Arbeitsplatz. Manual für die Psychoedukation zur Bewältigung von arbeitsplatzbezogenem Stress (PeBaS). Kohlhammer, Stuttgart

Berquin PC, Giedd JN, Jacobsen LK, Hamburger SD, Krain AL, Rapoport JL, Castellanos FX (1998). Cerebellum in attention-deficit hyperactivity disorder: a morphometric MRI study. Neurology; 50(4): 1087–1093

Biederman J, Spencer T (1999). Attention-deficit/hyperactivity disorder (ADHD) as a noradrenergic disorder. Biological Psychiatry; 46: 1234–1242

Bor W, Sanders MR, Markie-Dadds C (2002). The effects of the Triple P-Positive Parenting Program on preschool children with co-occurring disruptive behavior and attentional/hyperactive difficulties. J Abnorm Child Psychol; 30: 571–587

Bormann-Kischkel C, Kohlert M, Peh G, Linder M (2004). Evaluation of a group for parents of children with attention deficit hyperactivity disorder (ADHD). Psychiatr Prax; 31 (Suppl. 1): S132–S133

Born A, Oehler C (2023). Lernen mit ADHS-Kindern. Ein Praxisbuch für Eltern, Lehrer und Therapeuten. 12. Aufl., Kohlhammer, Stuttgart

Bradley JDD, Golden CJ (2001). Biological contributions to the presentation and understanding of attention-deficit/ hyperactivity disorder: a review. Clin Psychol Rev; 21: 907–929

Braun S, Döpfner, M (2024). Therapieprogramm zur Steigerung von Organisationsfähigkeit, Konzentration und Impulskontrolle bei Kindern mit ADHS (THOKI-ADHS). Hogrefe, Göttingen

Casey BJ, Castellanos FX, Giedd JN, Marsh WL, Hamburger SD, Schubert AB, Vauss YC, Vaituzis AC, Dickstein DP, Sarfatti SE, Rapoport JL (1997). Implication of right frontostriatal circuitry in response inhibition and attention deficit/hyperactivity disorder. J Am Acad Child Adolesc Psychiatry; 36: 374–383

Castellanos FX, Lee PP, Sharp W, Jeffries NO, Greenstein DK, Clasen LS, Blumenthal JD, James RS, Ebens CL, Walter JM, Zijdenbos A, Evans AC, Giedd JN, Rapoport JL (2002). Developmental trajectories of brain volume abnormalities in children and adolescents with attention-deficit/ hyperactivity disorder. JAMA; 288(14): 1740–1748

Chacko A, Wymbs BT, Wymbs FA, Pelham WE, Swanger-Gagne MS, Girio E, Pirvics L, Herbst L, Guzzo J, Phillips C, O'Connor B (2009). Enhancing traditional behavioral parent training for single mothers of children with ADHD. J Clin Child Adolesc Psychol; 38: 206–218

Chronis AM, Chacko A, Fabiano GA, Wymbs BT, Pelham WE Jr (2004). Enhancements to the behavioral parent training paradigm for families of children with ADHD: review and future directions. Clin Child Fam Psychol Rev; 7: 1–27

Costin J, Chambers SM (2007). Parent management training as a treatment for children with oppositional defiant disorder referred to a mental health clinic. Clin Child Psychol Psychiatry; 12: 511–524

Cunningham CE, Boyle M, Offord D, Racine Y, Hundert J, Secord M, McDonald J (2000). Tri-ministry study: correlates of school-based parenting course utilization. J Consult Clin Psychol; 68: 928–933

Cunningham CE, Boyle MH (2002). Preschoolers at risk for attention-deficit hyperactivity disorder and oppositional defiant disorder: family, parenting, and behavioral correlates. J Abnorm Child Psychol; 30: 555–569

Cunningham CE, Bremner R, Boyle M (1995). Large group community-based parenting programs for families of preschoolers at risk for disruptive behaviour disorders: utilization, cost effectiveness, and outcome. J Child Psychol Psychiatry; 36: 1141–1159

Cunningham CE (2007). A family-centered approach to planning and measuring the outcome of interventions for children with attention-deficit/hyperactivity disorder. Ambul Pediatr; 7 (Suppl. 1): 60–72

Cunningham CE (2006). COPE: Large-group, communitybased family-centered parent training. In: Barkley RA. Attention-deficit hyperactivity disorder: a handbook for diagnosis and treatment. 3rd ed., p. 480–498, Guilford Press, New York

D'Amelio R, Retz W, Philipsen A, Rösler M (2024). ADHS im Erwachsenenalter. Strategien und Hilfen für die Alltagsbewältigung. Kohlhammer, Stuttgart

da Silva BS, Grevet EH, Fagundes Silva LC, Neves Ramos JK, Rovaris DL, Bau CHD (2023). An overview on neurobiology and therapeutics of attention-deficit/hyperactivity disorder. Translational Psychiatry, 12, Article 321. https://doi.org/10.1007/s44192-022-00030-1

Daly BP, Creed T, Xanthopoulos M, Brown RT (2007). Psychosocial treatments for children with attention deficit/ hyperactivity disorder. Neuropsychol Rev; 17: 73–89

D'Amelio R, Retz W, Philipsen A, Rösler M (Hrsg.)(2025) Psychoedukation und Coaching. ADHS im Erwachsenenalter. 2. Aufl., Urban & Fischer, Stuttgart

Danforth JS, Harvey E, Ulaszek WR, McKee TE (2006). The outcome of group parent training for families of children with attention-deficit hyperactivity disorder and defiant/aggressive behavior. J Behav Ther Exp Psychiatry; 37: 188–205

Danforth JS (1998). The outcome of parent training using the behavior management flow chart with mothers and their children with oppositional defiant disorder and attention-deficit hyperactivity disorder. Behav Modif; 22: 443–473

Deutsche Gesellschaft für Psychiatrie und Psychotherapie, Psychosomatik und Nervenheilkunde (DGPPN)(2018), S3-Leitlinie ADHS im Kindes-, Jugend- und Erwachsenenalter, Langfassung: https://www.dgppn.de/_Resources/Persistent/6f514fd31d75221054f1d880bda9637728e2b92d/Langfassung%20ADHS%20Leitlinie_080618.pdf

Diamond G, Siqueland L (2001). Current status of family intervention science. Child Adolesc Psychiatr Clin N Am; 10: 641–661

DiScala C, Lescohier I, Barthel M, Li G (1998). Injuries to children with attention deficit hyperactivity disorder. Pediatrics; 102(6): 1415–1421

Döpfner M, Banaschewski T, Krause J, Skrodski K (2010). Versorgung von Kindern, Jugendlichen und Erwachsenen mit Aufmerksamkeitsdefizit-/Hyperaktivitätsstörung (ADHS) in Deutschland. Stellungnahme des zentralen adhs-netzes zum Sondergutachten 2009 des Sachverständigenrates zur Begutachtung der Entwicklung im Gesundheitswesen. Z Kinder-Jugendpsychiatr. Psychotherapie; 38(2): 131–136

Döpfner M, Dose C, Katzmann J, Mokros L, Scholz KK, Schurmann S, Metternich-Kaizman TW (2021). Den Alltag meistern mit ADHS. Das Arbeitsbuch für Eltern von Schulkindern. Hogrefe, Göttingen

Döpfner M, Frölich J, Lehmkuhl G (2000). Leitfaden Kinder- und Jugendpsychotherapie (Bd. 1). Hyperkinetische Störungen. Hogrefe, Göttingen

Döpfner M, Lehmkuhl G (2000). Diagnostik-System für psychische Störungen im Kindes- und Jugendalter nach ICD-10 und DSM-IV (DISYPS-KJ). 2. Aufl., Verlag Hans Huber, Bern

Döpfner M, Schürmann S (2023). Wackelpeter und Trotzkopf. Hilfen für Eltern bei hyperkinetischem und oppositionellem Verhalten. 6. Auflage, Beltz, Weinheim

Dretzke J, Davenport C, Frew E, Barlow J, Stewart-Brown S, Bayliss S, Taylor RS, Sandercock J, Hyde C (2009). The clinical effectiveness of different parenting programmes for children with conduct problems: a systematic review of randomised controlled trials. Child Adolesc Psychiatry Ment Health; 3: 7

Erhardt D, Baker BL (1990). The effects of behavioral parent training on families with young hyperactive children. J Behav Ther Exp Psychiatry; 21: 121–132

Fabiano GA, Chacko A, Pelham WE Jr, Robb J, Walker KS, Wymbs F, Sastry AL, Flammer L, Keenan JK, Visweswaraiah H, Shulman S, Herbst L, Pirvics L (2009). A comparison of behavioral parent training programs for fathers of children with attention-deficit/hyperactivity disorder. Behav Ther; 40: 190–194

Fabiano GA (2007). Father participation in behavioral parent training for ADHD: review and recommendations for increasing inclusion and engagement. J Fam Psychol; 21: 683–693

Faraone, SV, Banaschewski, T, Coghill, D, et al. (2021). The World Federation of ADHD International Consensus Statement: 208 Evidence-based conclusions about the disorder. Neuroscience & Biobehavioral Reviews, 128, 789–818. doi.org/10.1016/j.neubiorev.2021.01.022

Faraone SV, Sergeant J, Gillberg C, Biederman J (2003). The worldwide prevalence of ADHD: is it an American condition? World Psychiatry; 2(2): 104–112

Fossum S, Mørch WT, Handegård BH, Drugli MB, Larsson B (2009). Parent training for young Norwegian children with ODD and CD problems: predictors and mediators of treatment outcome. Scand J Psychol; 50: 173–181

Frölich J, Döpfner M, Banaschewski T (2021). ADHS in Schule und Unterricht. Pädagogisch-didaktische Ansätze im Rahmen des multimodalen Behandlungskonzepts. 2. Aufl., Kohlhammer, Stuttgart

Frölich J, Döpfner M, Berner W, Lehmkuhl G (2002). Treatment effects of combined cognitive behavioral therapy with parent training in hyperkinetic syndrome. Prax Kinderpsychol Kinderpsychiatr; 51: 476–493

Gao X, Zhang M, Yang Z, et al. (2021). Structural and functional brain abnormalities in internet gaming disorder and Attention-Deficit/Hyperactivity Disorder: A comparative meta-analysis. Frontiers in Psychiatry, 12. https://doi.org/10.3389/fpsyt.2021.679437

Ayano G, Yohannes K, Abraha M, Duko B, Bedaso A. (2023). The global prevalence of attention deficit hyperactivity disorder in children and adolescents: An umbrella review of meta-analyses. Journal of Affective Disorders; 324: 1–12

Ghanizadeh A (2007). Educating and counseling of parents of children with attention-deficit hyperactivity disorder. Patient Educ Couns; 68: 23–28

Hanisch C, Freund-Braier I, Hautmann C, Jänen N, Plück J, Brix G, Eichelberger I, Döpfner M (2010). Detecting effects of the indicated prevention programme for externalizing problem behaviour (PEP) on child symptoms, parenting, and parental quality of life in a randomized controlled trial. Behavioural and Cognitive Psychotherapy; 38: 95–112

Hautmann C, Hanisch C, Mayer I, Plück J, Döpfner M (2008). Effectiveness of the prevention program for externalizing problem behaviour (PEP) in children with symptoms of attention-deficit/hyperactivity disorder and oppositional defiant disorder–generalization to the real world. J Neural Transm; 115: 363–370

Hautmann C, Hoijtink H, Eichelberger I, Hanisch C, Plück J, Walter D, Döpfner M (2009b). One-year follow-up of a parent management training for children with externalizing behaviour problems in the real world. Behav Cogn Psychother; 37: 379–396

Hautmann C, Stein P, Hanisch C, Eichelberger I, Plück J, Walter D, Döpfner M (2009a). Does parent management training for children with externalizing problem behavior in routine care result in clinically significant changes? Psychother Res; 19 (2): 224–233

Hechtman L, Abikoff H, Klein RG, Greenfield B, Etcovitch J, Cousins L, Fleiss K, Weiss M, Pollack S (2004). Children with ADHD treated with long-term methylphenidate and multimodal psychosocial treatment: impact on parental practices. J Am Acad Child Adolesc Psychiatry; 43: 830–838

Heiser P, Smidt J, Konrad K, Herpertz-Dahlmann B, Remschmidt H; Hebebrand J (2003). Ursachen der Aufmerksamkeitsdefizit-/Hyperaktivitätsstörung. Kinder- und Jugendmedizin; 3(4): 135–142

Herpertz-Dahlmann B (2003). Komorbide Störungen der Aufmerksamkeitsdefizit-/Hyperaktivitätsstörung im Kindes- und Jugendalter. Kinder- und Jugendmedizin; 3(4): 148–153

Hölzel L, Berger M (Hrsg.)(2024). ICD-11 – Psychische Störungen – Innovationen und ihre Bewertung. Springer, Berlin

Hohmann, S., Haege, A., Millenet, S., Banaschewski, T.: Genetische Grundlagen der ADHS – ein Update. Kinder- und Jugendpsychiatrie und Psychotherapie Volume 50, Issue 3 P 169-265, May 2022. https://doi.org/10.1024/1422-4917/a000868

Huang HL, Chao CC, Tu CC, Yang PC (2003). Behavioral parent training for Taiwanese parents of children with attention-deficit/hyperactivity disorder. Psychiatry Clin Neurosci; 57: 275–281

Jensen PS, Garcia JA, Glied S, Crowe M, Foster M, Schlander M, Hinshaw S, Vitiello B, Arnold LE, Elliott G, Hechtman L, Newcorn JH, Pelham WE, Swanson J, Wells K (2005). Cost-effectiveness of ADHD treatments: findings from the Multimodal Treatment Study of children with ADHD. Am J Psychiatry; 162: 1628–1636

Jensen PS, Hinshaw SP, Swanson, JM, Greenhill LL, Conners CK, Arnold LE, Abikoff HB, Elliott G, Hechtman L, Hoza B, March JS, Newcorn JH, Severe JB, Vitiello B, Wells K, Wigal T (2001). Findings from the NIMH Multimodal Treatment Study of ADHD (MTA): implications and applications for primary care providers. Developmental and Behavioral Pediatrics; 22(1): 60–73

Johnston C, Hommersen P, Seipp C (2008). Acceptability of behavioral and pharmacological treatments for attention-deficit/hyperactivity disorder: relations to child and parent characteristics. Behav Ther; 39: 22–32

Jones K, Daley D, Hutchings J, Bywater T, Eames C (2007). Efficacy of the Incredible Years Basic parent training programme as an early intervention for children with conduct problems and ADHD. Child Care Health Dev; 33: 749–756

Kaiser NM, Hoza B, Hurt EA (2008). Multimodal treatment for childhood attention-deficit/hyperactivity disorder. Expert Rev Neurother; 8: 1573–1583

Kemmerich R (2017). ADHS von A bis Z. Kompaktes Praxiswissen für Betroffene und Therapeuten. Kohlhammer, Stuttgart

Kienle X, Koerber S, Karch D (2009). Effectiveness of parent training for children with ADHD in routine clinical practice. Prax Kinderpsychol Kinderpsychiatr; 58: 16–33

Knight LA, Rooney M, Chronis-Tuscano A (2008). Psychosocial treatments for attention-deficit/hyperactivity disorder. Curr Psychiatry Rep; 10: 412–418

Kondo, DG, Chrisman AK, March JS (2003). An evidence-based medicine approach to combined treatment for ADHD in children and adolescents. Psychopharmacology Bulletin; 37(3): 7–23

Krause J, Krause K-H (2014). ADHS im Erwachsenenalter. Symptome, Differenzialdiagnose, Therapie. 4. Aufl., Schattauer, Stuttgart

Lauth GW, Lauth-Lebens M (2025). ADHS in der Schule. Übungsprogramm für Lehrkräfte. 3. Aufl., Springer, Berlin

Law J, Plunkett C, Taylor J, Gunning M (2009). Developing policy in the provision of parenting programmes: integrating a review of reviews with the perspectives of both parents and professionals. Child Care Health Dev; 35: 302–312

Li D, Li L, Zang W, Wang D, Miao C, Li C, Zhou L, Yan J (2023). Effect of physical activity on attention in school-age children with ADHD: a systematic review and meta-analysis of randomized controlled trials. Frontiers in Psychology. 14: 1189443doi.org/10.3389/fphys.2023.1189443

Lopez MA, Toprac MG, Crismon ML, Boemer C, Baumgartner J (2005). A psychoeducational program for children with ADHD or depression and their families: results from the CMAP feasibility study. Community Ment Health J; 41: 51–66

Lundahl B, Risser HJ, Lovejoy MC (2006). A meta-analysis of parent training: moderators and follow-up effects. Clin Psychol Rev; 26: 86–104

McCleary L, Ridley T (1999). Parenting adolescents with ADHD: evaluation of a psychoeducation group. Patient Educ Couns; 38: 3–10

Millich R, Balentine AC, Lynam DR (2001). ADHD combined type and ADHD predominantly inattentive type are distinct and unrelated disorders. Clinical Psychology: Science and Practice; 8(6): 463–488

Molina BSG, Hinshaw S, Swanson JM, Arnold LE, Vitiello B, Jensen PS, Epstein JN, Hoza B, Hechtman L, Abikoff HB, Ellicott GR, Greenhill LL, Newcorn JH, Wells KC, Wigal T, Gibbons RD, Hur K, Houck PR and the MTA Cooperative Group (2009). The MTA at 8 years: prospective followup of children treated for combined-type ADHD in a multisite study. J Am Acad Child Adolesc Psychiatry; 48: 484–500

Molina, BSG, Howard, AL, Swanson, JM, Jensen, PS, Vitiello, B, Arnold, LE […] and the MTA Cooperative Group (2018). Substance use through adolescence into early adulthood after childhood-diagnosed ADHD: Findings from the MTA longitudinal study. Journal of Child Psychology and Psychiatry, 59 (6), 692–702

MTA Cooperative Group (2004). National Institute of Mental Health Multimodal Treatment Study of ADHD Followup: 24-month outcomes of treatment strategies for attention-deficit/hyperactivity disorder. Pediatrics; 113: 754–761

Nieoullon A (2002). Dopamine and the regulation of cognition and attention. Progress in Neurobiology; 67: 53–83

Odom SE (1996). Effects of an educational intervention on mothers of male children with attention deficit hyperactivity disorder. J Community Health Nurs; 13: 207–220

Petermann F, Schmidt S (2025). Therapie-Tools ADHS im Kindes- und Jugendalter. 2. Aufl., Beltz, Weinheim

Pisterman S, Firestone P, McGrath P, Goodman JT, Webster I, Mallory R, Goffin B (1992). The role of parent training in treatment of preschoolers with ADDH. Am J Orthopsychiatry; 62: 397–408

Pliszka et al. (1996). Catecholamines in attention-deficit hyperactivity disorder. J Am Acad Child Adolesc Psychiatry, 35 (3): 264–272

Pliszka SR, Carlson CL, Swanson JM (1999). ADHD with comorbid disorders. Guilford Press, New York/London

Plizska SR (2003). Psychiatric comorbidities in children with attention deficit hyperactivity disorder. Implications for management. Pediatr Drugs; 5: 741–750

Plück J, Wiczorrek E, Wolff Metternich T, Döpfner M (2006). Präventionsprogramm für expansives Problemverhalten (PEP). Ein Manual für Eltern- und Erziehergruppen. Hogrefe, Göttingen

Pouretemad HR, Khooshabi K, Roshanbin M, Jadidi M (2009). The effectiveness of group positive parenting program on parental stress of mothers of children with attention-deficit/hyperactivity disorder. Arch Iran Med; 12: 60–68

Rapoport JL, Gogtay N (2008). Brain neuroplasticity in healthy, hyperactive and psychotic children. Insights from neuroimaging. Neuropsychopharmacology; 33: 181–197

Reeves G, Anthony B (2009). Multimodal treatments versus pharmacotherapy alone in children with psychiatric disorders: implications of access, effectiveness, and contextual treatment. Paediatr Drugs; 11: 165–169

Remschmidt H and the Global ADHD Working Group (2005). Global consensus on ADHD/HKD. European Child and Adolescent Psychiatry; 14: 127–137

Robin AL (2008). Family intervention for home-based problems of adolescents with attention-deficit/hyperactivity disorder. Adolesc Med State Art Rev; 19: 268–277

Rösler M, Retz W, Retz-Junginger P, Hengesch G, Schneider M, Supprian T, Schwitzgebel P, Pinhard K, Dovi-Akue N, Wender P, Thome J (2004). Prevalence of attention-deficit/hyperactivity disorder (ADHD) and comorbid disorders in young male prison inmates. Eur Arch Psychiatry Clin Neurosci; 254: 365–371

Roy M, Ohlmeier MD (Hrsg.)(2025) ADHS bei Erwachsenen – ein Leben in Extremen. Ein Praxisbuch für Therapeuten und Betroffene. 3. Auflage, Kohlhammer, Stuttgart

Salbach H, Lenz K, Huss M, Vogel R, Felsing D, Lehmkuhl U (2005). Treatment effects of parent management training for ADHD. Z Kinder Jugendpsychiatr Psychother; 33: 59–68

Schlack R, Hölling H, Kurth BM, Huss M (2007). Die Prävalenz der Aufmerksamkeitsdefizit-/Hyperaktivitätsstörung (ADHS) bei Kindern und Jugendlichen in Deutschland. Erste Ergebnisse aus dem Kinder- und Jugendgesundheitssurvey (KiGGS). Bundesgesundheitsbl Gesundheitsforsch Gesundheitsschutz; 50: 827–835

Schmidt, MH (2004). Verlauf von psychischen Störungen bei Kindern und Jugendlichen. Deutsches Ärzteblatt, 101(38): A 2536–A2541

Schreyer I, Hampel P (2009). ADHD among boys in childhood: quality of life and parenting behavior. Z Kinder Jugendpsychiatr Psychother; 37: 69–75

Sergeant JA, Geurts H, Juijbregts S, Scheres A, Oosterlaan J (2003). The top and the bottom of ADHD: a neuropsychological perspective. Neuroscience and Biobehavioral Reviews; 27: 583–592

Shun-Chin Liang et al. (2024). Therapeutic efficacy of probiotics for symptoms of attention-deficit hyperactivity disorder in children and adolescents: meta-analysis: BJPsych Open; 10(1): e36. https://doi.org/10.1192/bjo.2023.645

Sonuga-Barke EJ, Daley D, Thompson M, Laver-Bradbury C, Weeks A (2001). Parent-based therapies for preschool attention-deficit/hyperactivity disorder: a randomized, controlled trial with a community sample. J Am Acad Child Adolesc Psychiatry; 40: 402–408

Sonuga-Barke EJ, Daley D, Thompson M (2002). Does maternal ADHD reduce the effectiveness of parent training for preschool children's ADHD? J Am Acad Child Adolesc Psychiatry; 41: 696–702

Sonuga-Barke EJ, Thompson M, Daley D, Laver-Bradbury C (2004). Parent training for Attention Deficit/Hyperactivity Disorder: is it as effective when delivered as routine rather than as specialist care? Br J Clin Psychol; 43: 449–457

Svanborg P, Thernlund G, Gustafsson PA, Hägglöf B, Poole L, Kadesjö B (2009). Efficacy and safety of atomoxetine as add-on to psychoeducation in the treatment of attention deficit/hyperactivity disorder: a randomized, double-blind, placebo-controlled study in stimulantnaïve Swedish children and adolescents. Eur Child Adolesc Psychiatry; 18: 240–249

Swanson JM (2003). Role of executive function in ADHD. Journal of Clinical Psychiatry; 64(Suppl. 14): 35–39

Taylor MJ, Martin J, Butwicka A, Lichtenstein P, D'Onofrio B, Lundström S, Larsson H, Rosenqvist MA (2023). A twin study of genetic and environmental contributions to attention-deficit/hyperactivity disorder over time. Journal of Child Psychology and Psychiatry, 64(11), 1608–1616. https://doi.org/10.1111/jcpp.13854; https://pubmed.ncbi.nlm.nih.gov/37409759/

Teicher MH, Andersen SL, Navalta CP, Polcari A, Kim D (2002). Neuropsychiatric disorders of childhood and adolescence. In: Yudofsky SC, Hales RE (Hrsg.). The American Psychiatric Publishing Textbook of Neuropsychiatry and Clinical Neurosciences, S. 1069–1019. American Psychiatric Publishing, Washington D.C.

Thapar A, Holmes J, Poiulton K, Harrington R (1999). Genetic basis of attention deficit and hyperactivity. British Journal of Psychiatry; 174: 105–111

Tyrer P (Hrsg.)(2025). Die wichtigsten Neuerungen der ICD-11 zu psychischen Störungen. Hogrefe, Göttingen

van den Hoofdakker BJ, Nauta MH, Veen-Mulders LV, Sytema S, Emmelkamp PM, Minderaa RB, Hoekstra PJ (2009). Behavioral parent training as an adjunct to routine care in children with attention-deficit/hyperactivity disorder: moderators of treatment response. J Pediatr Psychol; Epub ahead of print.

van den Hoofdakker BJ, van der Veen-Mulders L, Sytema S, Emmelkamp PM, Minderaa RB, Nauta MH (2007). Effectiveness of behavioral parent training for children with ADHD in routine clinical practice: a randomized controlled study. J Am Acad Child Adolesc Psychiatry; 46: 1263–1271

Van Doren et al. (2018) Sustained effects of neurofeedback in ADHD: a systematic review and meta-analysis. Eur Child Adolesc Psychiatry, 28(3)293-305. doi.org/10.1007/s00787-018-1121-4

Wehmeier PM, Fox T, Doerr JM, Schnierer N, Bender M, Nater UM (2020). Development and validation of a brief measure of self-management competence: The Self-Management Self-Test (SMST). Therapeutic Innovation & Regulatory Science, 54(3), 534–543. https://doi.org/10.1007/s43441-019-00085-3

Wehmeier PM, Schacht A, Barkley RA (2010). Social and emotional impairment in children and adolescents with ADHD and the impact on quality of life. Journal of Adolescent Health; 46(3): 209–217

Wehmeier PM, Schacht A, Rothenberger A (2009). Change in the direct cost of treatment for hyperkinetic disorder in Germany over a period of four years. Child and Adolescent Psychiatry and Mental Health; 3(1): 3

Weinberg HA (1999). Parent training for attention-deficit hyperactivity disorder: parental and child outcome. J Clin Psychol; 55: 907–913

Wells KC, Pelham WE, Kotkin RA, Hoza B, Abikoff HB, Abramowitz A, Arnold LE, Cantwell DP, Conners CK, Del Carmen R, Elliott G, Greenhill LL, Hechtman L, Hibbs E, Hinshaw SP, Jensen PS, March JS, Swanson JM, Schiller E (2000). Psychosocial treatment strategies in the MTA study: rationale, methods, and critical issues in design and implementation. J Abnorm Child Psychol; 28: 483–505

Weltgesundheitsorganisation (WHO)(1991). Internationale Klassifikation psychischer Störungen. ICD-10 Kapitel V (F). Klinisch-diagnostische Leitlinien. Verlag Hans Huber, Bern

Westwood et al. (2025). Neurofeedback for Attention-Deficit/Hyperactivity Disorder: A systematic Review and Meta-Analysis. JAMA Psychiatry, 82(2):118–129. doi:10.1001/jamapsychiatry.2024.3702

Wilens TE, Faraone SV, Biederman J, Gunawardene S (2003). Does stimulant therapy of attention-deficit/hyperactivity disorder beget later substance abuse? A meta-analytic review of the literature. Pediatrics, 111 (1), 179–185

Wolraich ML, Wibbelsman CJ, Brown TE, Evans SW, Gotlieb EM, Knight JR, Ross EC, Shubiner HH, Wender EH, Wilens T (2005). Attention-deficit/hyperactivity disorder among adolescents: a review of the diagnosis, treatment, and clinical implications. Pediatrics; 115: 1734–1736

Verzeichnis Internetseiten

barmer.de: https://www.barmer.de/gesundheit-verstehen/sport/e-sport/medienzeit-fuer-kinder-wie-viel-gaming-ist-erlaubt--1135190

Bundesinstitut für öffentliche Gesundheit – Richtwerte zum Schlaf: https://shop.bioeg.de/poster-bewegung-mediennutzung-und-schlaf

Kindersachen.de: https://www.kindersache.de/bereiche/kinderrechte/antworten-zu-kinderrechten/wie-lange-muss-ich-den-hausaufgaben-sitzen

Orghandbuch.de:https://www.orghandbuch.de/Webs/OHB/DE/OrganisationshandbuchNEU/4_MethodenUndTechniken/Methoden_A_bis_Z/SMART_Regel_Methode/SMART_Regel_Methode_node.html

Richtwerte Medienkonsum Kindergesundheit-info.de: https://www.kindergesundheit-info.de/themen/medien/alltagstipps/mediennutzung/familienalltag/

World Health Organization (WHO 2022): https://icdcdn.who.int/icd11referenceguide/en/html/index.html